U0041323

優氧

改善微循環
優化身體氧氣
增強自癒力

張安之、莊一全、曾棋南 著

推薦序

見「微」知著：微循環與優氧的新觀念

西方醫學的重要起源是古希臘，當時的醫學家認為人體由血液、黏液、黃膽液、黑膽液所組成，稱為「四體液說」，認為這些體液的平衡維繫了身體各器官的運作，也是生命的基礎。對於疾病治療，古代西方醫學認為健康主要取決於生活方式、情緒狀態、環境、飲食、鍛鍊、心態以及意志等因素，並強調心、身、自然的和諧，要求醫生應該重視病人的獨特性，關注的不單是疾病而已，更包含病人整體，強調病人和醫生之間的合作關係。就此而言，古老的西方醫學與傳統中醫相似。但古代西醫終究被近代西方強大醫學的學風所取代，即強調「可客觀觀察、可度量證據、可重複實驗、可邏輯推理」，並且通過「科學方法與驗證」考驗的實證醫學，但也同時將本應為人本的全人醫療，切割為以器官及組織為主體的系統性醫學。

中醫是否為一門嚴謹的「科學醫學」，其爭議始終存在，雖然其療效被醫學界肯定，但其核心理論「陰陽五行」則哲學成分多於科學，因此「中醫科學化」一直是臺灣學界與產業界雙方長期共同努力的方向。在海峽的彼岸，大陸學者屠呦呦自東晉葛洪《肘後備急方》得到靈感，研發出青蒿素聯合療法，依照世界衛生組織統計，自西元二〇〇〇年迄今，已協助非洲南部共二・四億人受益、一五〇萬人免於死亡，貢獻至鉅。在這位「三無」（沒有博士學位、海外留學背景和院士頭銜）的科學家成為第一個獲頒諾貝爾醫學獎的華人之後，大陸掀起了一股從政府研究機構、學校以迄民間的改革旋風，加速中醫科學化的呼聲不絕於耳，結果直接且快速地落實在擬定國家政策及大型中醫藥研究計畫上，並大幅增加挹注的經費。這可由大陸目前質量俱佳的「針灸的腦科學、腦造影學」研究論文大幅成長，且發表於國際高端腦科學醫學期刊見其一端。唯有透過現代科學方法（或其他能超越科學方法的新方法），才能更有效地挖掘、提煉中醫這條礦脈，並推動傳統及另類醫藥學進步，以救助更多因疾病而苦的患者。

本書作者張安之先生在其第一本書《氧生：21世紀最有效的防癌新革命》就以極有創意的思維，整理大量的醫學與科學論文與資料，以證據導向的嚴謹態度提出「缺氧是致癌的重要關鍵」的觀念，並提供防癌保健新知與實務方法。而本書的內容則延續了第一本書的「優氧」理論，更深入到對人體健康極為重要的微循環

（Microcirculation），試圖建立氣血的科學理論與模式。

安之君本其一貫治學嚴謹的態度，旁徵博引諸多醫學研究文獻，以科普易懂及淺顯的圖解的陳述方式，不但對「氣血」與「血脈之氣」提出了引人入勝的電生理——血脈之氣是動脈與神經的電性活動的協同（Synergism）理論與假說——並細說與諸多疾病的關聯，見解獨到而精闢，提供了一個現代可驗證的理論與實務架構，更以其電機工程的專業背景，楬櫫電子藥物的觀念，依其理論發明了一個攜帶型的射頻儀器來調節神經活絡血脈，實際累積非常多個案例在使用前後的觀察，來證實他的想法。其中不乏臨床上治療棘手，但在求助無門下、嘗試使用後獲得顯著改善的困難案例。限於篇幅，作者並未全部呈現在本書中，但是中醫「活絡氣血運行以醫病強身」的訊息，歷歷於字裡行間及免於疾病所苦的真實個案描述中，為中西醫的相容相通做了極佳的詮釋。

任何創新的科學與醫學理論都必須從嘗試性的介入觀察開始，雖然目前個案數仍不多，有待更多嚴謹的臨床醫學與基礎科學實驗來進一步佐證（如更大標本數的雙盲設計等），然而早從牛痘疫苗開始，哪一個新創見、新發明不是這樣開始的？安之君一路走來如行者般的堅毅與努力，委實令人激賞。期許未來其相關發明能與更多臨床醫師合作，從理論進展到實用，從保健層次進展到臨床醫療應用，以嘉惠病人。故樂為之序，並祝福安之君能在這條增進人類福祉的路上走得更好、更遠，雖然艱辛，但非常有意義！

謝仁俊醫師及博士（MD, PhD）
國立陽明大學特聘教授
國立陽明大學腦科學研究所專任教授
臺北榮民總醫院 醫學研究部整合性腦功能研究小組及實驗室主持人
二〇一六・一一・二十六

推薦序

優氧，提升個人與社會的幸福指數

氣和經絡的概念，在中華民族的傳統認知上非常生活化，不論是功夫武術、養生、治病、瑜伽，甚至食材和中草藥，都能看得見氣的影子。一般認為活體上才有氣的運行，而且氣有作用，也感覺得到，但看不見；就好像長在我們身體裡面，但屬於異次元的神祕結構。氣到底是什麼呢？

胚胎發展時，帶有相同基因體的幹細胞，在基因表達的差異下，有次序地分化成身體結構。神經組織從第十四天出現後，就和後來發生的所有特化組織協同合作，有感測、傳訊、邏輯整合、儲存經驗等功能。我們吃牛排時通常看不見細微的神經，事實上神經很細緻地伴生在全身各處，精密地監督與調控著全身所有機制。

音樂家的神經、肌肉已被妥善訓練出成套的反射動作，能細膩且靈敏地控制樂器，讓音樂富有感情。氣功師的神經，經常年系統性的訓練，可順暢地用意念引導，讓指掌末梢熱血澎湃，溫度上升，或傳遞出波動脈頻，或讓肌肉彈動收縮，顯現出與常人極大的差異。這種訓練得到的能力可能屬於內在神經血管肌肉上分子的結構、數目、順序、方向的改變，從外觀上看不出差異，所以被歸類為內功。

這樣的推理逐漸理出頭緒，氣很有可能就是神經的作用；當我們特別去訓練，讓身體自主控制的能力更強，傳導訊息的強度增加，細胞膜接受器變得更多。接受訊號刺激，可以產生動作反應的元件強化後，靈敏度可能顯現出與一般人的明顯差異。

近代科技的發展飛躍迅速，數量高達三十億鹼基藏在細胞核的人類基因體，二〇〇三年完成解碼，估計有三萬個基因存在。老化、腫瘤、遺傳疾病的成因與分子路徑也逐漸被揭露。即使科學昌明至此，老化能緩不能止，腫瘤依然不能除去。

人體機能隨著年齡下降本是天經地義的事，生老病死本來就循環不已，但人生貴在活得長、病得短、死得快，活得快樂、活得健康，切勿未老先衰，苟延殘喘，還得痛苦地喘很久。

回頭審視近代生物醫學主流發展，多往更小的分子探求真理，很多生理上未解開但很有意思的基本問題，常常被跳過。例如：缺氧會導致腫瘤轉移、大部分腫瘤發生區域都有缺氧問題；當神經衰弱導致血液調控不良，即使補充氧氣也無法大幅度改善缺氧，怎麼辦呢；心臟僅輸出一．七瓦的能量，為何能讓血液順暢灌流全身，通過阻力極大的微血管？本書系統地推理出血管必然有主動地收縮行為，而且受神經精密地協調，才可能讓帶氧氣、養分、調控物質的血液，順暢地循流全身。同時也揭露了高血壓、血糖異常、高血脂和缺氧的可能關係，以及缺氧影響情緒的問題。

電子藥物（或稱頻率藥物）是很新的概念，主要在瞭解特定頻率對生理的影響後，利用頻率組合，達到優化或回復身體某些失常狀況，這些技術在蘇聯已經相當成熟。作者團隊利用奈米微機電技術，將大機器微小化，做成能自主放出特定射頻的循環晶片。在微循環檢測儀上，看見原本血流速緩慢的血管，短時間變成正常流速。有些血管萎縮的人，配戴晶片加上適量有氧運動後三週，看到明顯的血管形態變化，成為較細長的結構。

這些有趣的生理改變，讓我想到神經退化、血管退化、機能退化的三角關係；還有因為局部機能降低，導致自律神經失調的問題。許多接受心理治療的患者，在微循環改良後，情緒很快就越過困頓臨界，大幅度地改善，常常要求解除治療契約，更讓我體會到神經網絡能正常調控血流，對身體健康的重要性。

有氧運動是維護健康最簡便也最重要的作法，神經、血管更要用心保養，以減緩退化。解開氣血的奧祕後，一定能減少疾病的發生，大大提升個人與社會的幸福指數。個人的精力、生產力更充沛，醫療資源消耗就變少。

發現新知是科學家的共同的使命，也是人類進化的核心動力。氣血的奧妙開啟神經調控和許多現代文明疾病的關係，也是延年益壽的重大關鍵，讀者將可認知優氧環境對人類的重要性，讓我們大家一起為優氧人生共同努力！

孫毅博士（Dr. Yi Eve Sun）
大陸國家千人計畫特聘專家
同濟大學醫學院幹細胞臨床轉化中心主任

作者序

初衷與展望

在本書付梓的最後一刻，謝仁俊教授特別打電話來，叫我必須寫一篇自序，以示對全部內容負責，實在很感謝他的關心及諄諄教誨。

我相信每位醫師、護士、保健商品從業人員、生醫科技研發人員，以及每位民眾都可以從本書得到幫助及借鏡。我之所以敢這麼說，不僅因為本書依據大量國際期刊審核認可的論文、不僅因為集合頂尖專家於此研究計畫，也因為大量實證。可惜的是，醫學學術的新發現一般需耗時三十～四十年才會落實到臨床上，造成疾病預防、治療的盲點，使患者無法受惠於新知。鑑於缺氧性疾病患者人口龐大，讓我興起撰書向大眾分享研究成果的念頭。

我們也希望能超越不斷出現的保健思潮，找出長久且一致的保健、防病原則，結果竟然就是「氣血循環」而已。這成果令人驚訝：我們按步就班地說明微循環障礙如何導致多種慢性疾病，以及透過改善「神經機能」來改善，希望系統化的說明能將新觀念深植您心而學以致用；更希望您能將理解、實踐後所得的智慧傳遞給他人，幫助更多為疾病所苦的人。

最近，出於強烈危機感，我又進行角色轉換，準備重回身為企業家的本職，不只同事、股東，連經銷商都被我逼著讀《基業長青》。企業力即國力，所有發達國家（如歐、美、日、新加坡、以色列），或由弱轉強的國家（如韓國），在崛起過程中都伴隨著強而有力的國家企業，也必然建立嚴格的消費者保護機制、嚴懲癌性企業，建立有利於國內正派企業發展的市場秩序（或競爭壁壘）、鼓勵社群團結合作及法治精神。

臺灣的經濟取決於企業對外的競爭力。當前科技、政治經濟及國際關係皆不利於我國，許多企業喪失信心，仰賴「擴大內需」，但這對於強化國家競爭力不利。科技研發及產業布局也過於依賴政府與學術機關，但政府的資金不靠國際競爭而是課稅、舉債及變賣國有財產，要如何期待能以「強化對外競爭力」為軸，思索科研及產業發展？

我們必須建立卓越的企業，因為國家榮辱、社會福祉、民族命運和個人尊嚴皆有賴於此。

士，不可不弘毅。

張安之 二〇一六．三．一

作者序

先進的想法：神經傳導與微循環

傳統中國的宇宙觀是太極生兩儀（指天地），兩儀生四象，四象生八卦。《易傳》中對「氣」的形容是：「太極散於外者為炁，聚於人身者為氣。氣藏血中，運行於全身……」明白指出氣藏在人體的血液之中，運行全身。

但這藏於血中的「血脈之氣」，不但儀器檢測不到、解剖上找不著，生理上也沒法描述其作用，這讓以氣為基礎而發展出來的相關學問，顯得不知所謂、不明所以，未被現代醫學所重視。

本書描述我們如何自中醫的「血脈之氣」中獲取靈感，更以「氣為血之帥」的見解為指引，研發出新的技術，改善許多棘手個案。書中聯結「血脈之氣」與「動脈的電性訊號及神經訊號」進行的新假設，為中醫科學化研究帶來新的可能。我們在基礎醫學理論上的創見，既為傳統中醫浮一大白，也為傳統西醫在血液循環與神經作用間的空白處補上一筆。

本書除了讓讀者一窺科技研究「自需求到理論，再由理論到實踐」的過程，也可由本書明白氣與血的密切關係，重新認識多種文明疾病。

所謂善醫者必治疾於初顯，本書也說明如何進行微循環檢驗，幫助讀者做自我健康的評估，在最好的時機以最少的代價，達到恢復健康的最佳效果。

雖然不是所有創見都正確，但是正確的創見一定具有最先進的想法。在大家都認為地球是宇宙的中心時，哥白尼提出日心說（太陽是宇宙的中心），曾被教會視為異端。科學就是在不斷創見與驗證中慢慢地進步，願與安之兄、一全兄共勉之！

曾棋南

於臺灣林口長庚醫院外科部心臟外科

二〇一六・一・十二

編注：曾棋南為瑞典卡洛琳斯卡醫學院（Karolinska Institutet）心臟血管外科醫學博士。該醫學院是世界上最有威望的醫學院之一，學院中有一個委員會，專門負責頒發諾貝爾生理學或醫學獎。

導讀

血液循環的奧祕

■缺氧是過去未知的重要病因

傳統上，我們把「缺氧」視為一種急症，例如窒息、高山症，但除此之外還有一種不易察覺的「慢性缺氧」。近幾年的醫學研究已經證實慢性缺氧會造成身體代謝異常、細胞發炎凋亡以及基因轉錄變異，進而造成三高、代謝症候、癌症、大腦及精神疾病發生。

■微循環障礙會導致多種疾病

微循環障礙會導致身體缺氧，一旦微循環發生障礙，組織、器官就會受到一連串負面的影響而不能發揮正常功能，導致機能病變和疾病發生，以下分類說明。

大腦神經系統：

神經細胞是高度消耗氧的細胞，因此腦部的供血不足，就會導致頭暈、頭痛、失眠、多夢、焦慮等，長期腦循環不佳更與記憶力衰退、失智症有關。

心血管系統：

心臟發生微循環障礙，易引起心肌供血不足，產生胸悶、心慌、心律不齊、心絞痛等冠心病的症狀。

消化系統：

腸胃道是重要的代謝器官，如果發生微循環障礙，會使營養吸收不良，腸胃道免疫力減低，發生胃炎、潰瘍病、腹瀉、便祕以及其他病變。

免疫系統：

微循環障礙會減低免疫細胞的增殖能力，妨礙免疫細胞往患部快速移動，導致人體抵抗疾病能力低下，對健康造成不利影響。

肌肉關節：

肌肉、關節發生微循環障礙時會導致乳酸堆積，使頸、肩、腰、腿的肌肉痠痛、麻木、冰冷，長期導致退化性病變，造成肌纖維發炎疼痛。

婦科系統：

許多婦科病與微循環有關，如嚴重的經痛、月經不調、小腹下墜感、子宮肌瘤，並導致各種激素分泌紊亂。

皮膚系統：

皮膚發生微循環障礙時，會使營養降低，出現鬆弛、皺紋、黃褐斑、老年斑、魚尾紋、眼袋等現象，也較容易出現皮膚乾裂或其他皮膚疾病，傷口癒合的速度也會減緩。

泌尿生殖系統：

微循環障礙可導致腎炎、腎衰、女性盆腔炎、月經不調，男性方面則如前列腺炎、膀胱炎、勃起功能障礙等。

代謝症候：

人體細胞的能量主要來自進行有氧呼吸，因此缺氧會使細胞的能量代謝出現異常，導進而導致高血糖、高血脂、肥胖症，並促成糖尿病發生。

癌症缺氧：

缺氧是致癌及導致癌細胞惡性化的重要因素，改善缺氧能有效幫助癌症治療。研究指出，提高血流量對於癌症患者的病情控制及存活率有明顯幫助[1]。

血栓形成：

當血流速減緩時，血脂濃度上升，容易導致動脈硬化狹窄，並提高血小板接觸並黏附於內膜的可能性，使血小板不斷地聚集而導致血栓導致成長。

常見改善微循環的方法多以熱療為主，但卻有許多使用局限及不便，為了克服這些問題，本書在第一篇介紹我們如何透過醫學工程的方法來研發新技術，並在第二篇詳細說明微循環障礙與各種慢性疾病的關連，也在第三篇提供簡便易行的保健法來強化神經、幫助改善微循環。希望本書深入簡出的說明，能幫助更多人理解幾種缺氧性的慢性疾病，並透過新策略獲得健康、富有生命力的「優氧新生命」。

莊一全

註解：

1. A. Gregory Sorensen et al., Increased Survival of Glioblastoma Patients Who Respond to Antiangiogenic Therapy with Elevated Blood Perfusion, Cancer Res 2012.

目錄

【第二篇】微循環與慢性病

【第三篇】氣血的保健

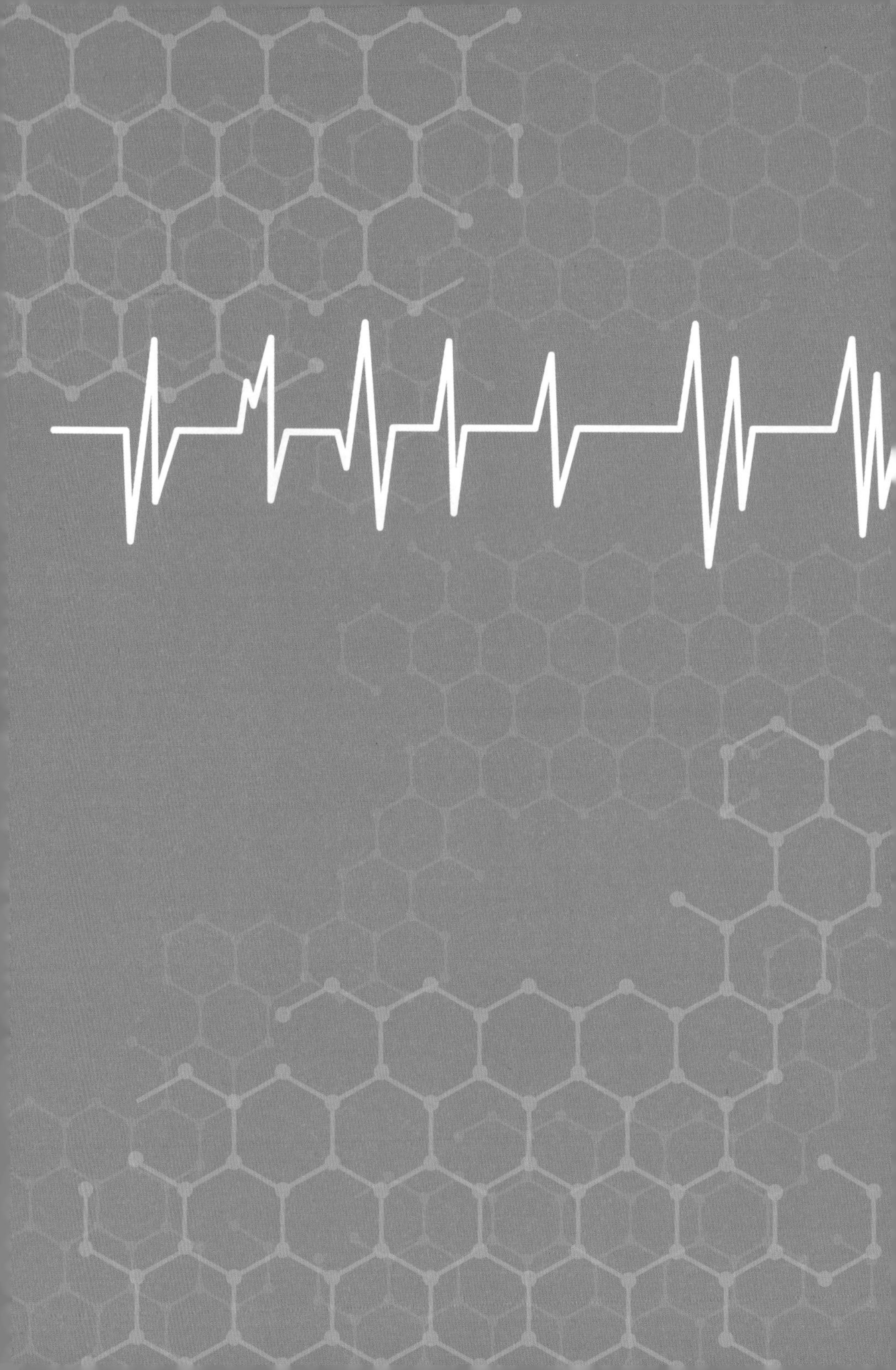

【第一篇】

神經傳導與氣血循環

｜第一章｜
探尋神祕的血脈之氣

當我們研究團隊在二〇一二年中完成癌症與缺氧的理論研究，出版《氧生：21世紀最有效的防癌新革命》一書之後，鑑於改善缺氧能有效幫助癌症患者[1]，因此便開始著手研究如何在臨床上應用「改善缺氧」的新療法。

■探索的起源

中醫認為「氣滯血瘀」是致癌的重要因素，以前雖因研究不足而被忽視，但現在已經有足夠的證據證明。缺氧之於癌症，類似於乾旱之於饑荒，當天不降甘霖、地不生禾苗時，老百姓若不想坐以待斃，就只好搶劫；同理當癌細胞因缺氧而能量不足時，易由良性轉惡性，造成更大的傷害。因此，若能改善缺氧，將明顯抑制腫瘤擴大及轉移，提高患者的存活率。二〇一一年，荷蘭對三百四十五位患者進行三期臨床試驗，發現放射線治療後只有六〇％的癌症得到控制，若放療再加上改善缺氧的輔助療程，則能大幅提高到一〇〇％的控制率[2]。

在研究如何將優氧醫療臨床化的過程中，我們面臨一個難題：傳統改善缺氧的方法是讓患者呼吸九五％的高壓氧，雖然有一定的幫助，但在貧血以及血液循環不良的患者身上，效果卻很差，可是偏偏有七〇％以上的癌症患者就是有因發炎引起的貧血或循環不良的問題，因此克服貧血及循環不良就成了癌症「優氧醫療」（優化患者氧氣供給的醫療）的重要挑戰。

■找尋改善患者血液循環的新辦法

原本我們將重點放在貧血而非血液循環，畢竟心血管疾病是老問題，想當然耳地認為已經有許多藥物或療法能改善血液循環，不會是研發的重點，但沒多久就發現其中是有問題的。首先，一般常用的血液循環藥物，例如阿斯匹靈或是循利寧，它的作用機轉是抑制血小板凝結，在一般人身上或許還好，但癌症患者經過化療、放療、手術後會產生許多微創口，抑制血小板的凝結將不利於傷口癒合。此外，由於患者已經得服用大量藥物了，對於吃更多藥，不論是心理或生理上都有所排斥。

至於物理性治療，不論是遠紅外線或微波熱療，對於改善血液循環都限於局部，而非全身，若要作用深及內臟，必須用很高的輸出功率，可能造成體表輕微灼傷；即便如此，每天兩小時的療程效果非但有限，更嚴重的是在總血流量不變的前提下，熱療雖然會增加局部的血流量，但當身體把更多血液流到體表去幫助散熱時，會導致腫瘤及其他器官的血流量不足，就像泡溫泉過久會導致暈眩一樣，反而使缺氧情況加劇[3]。基於以上問題，勢必得找出新的辦法來改善患者的血液循環，而且新的辦法必須滿足幾個要點：

1. 非口服藥物或是侵入式針劑。
2. 要能長時間發揮作用。
3. 要有全身性效果，不能只是局部，例如限於皮膚表面。
4. 因為得長時間使用，使用上要很便利，最好能像配戴裝置般二十四小時隨身攜帶。
5. 高安全性，無副作用或幾乎無副作用，特別對原本身體就較為虛弱患者，這點更為重要。
6. 能有效改善微循環，因為微循環才是細胞供氧的關鍵，而不僅是大循環。
7. 不能挖東牆補西牆，干擾身體正常的血液調節，導致其他部位缺血。

8. 不增加或過度增加心臟輸出的負擔。

■從中醫尋求方向

相當長的一段時間中，這些技術開發指標讓我們一籌莫展，完全找不到切入點。在傳統西醫領域中找不到方向後，我們便開始往中醫的領域探索。

在中醫裡，若要談血液循環就得同時談氣，因為氣與血是密不可分的。中醫素有「氣為血之帥（氣是血的統帥），血為氣之母」一說，認為血液的運行有賴於氣做為動力及導引，因此氣行則血行，氣滯則血瘀，所以「氣為血之帥」；但人體之所以能產生氣，依賴血液提供營養，所以「血為氣之母」。簡言之，氣與血的關係是血液提供組織器官營養而有了機能活動，而機能活動又推動、引導了血液運行，因此氣血是互相依存的。

「血」比較容易理解，不外乎血液中的各種血球、營養、氧氣、代謝廢物及生化、免疫物質等，分布在血脈（血管）中運行以濡養全身。

「氣」是什麼？這就大哉問了。我們知道，中醫的「氣」是對那些「肉眼不可見卻又確實存在」的某些動態變化的物質、能量或現象的統稱，大凡元氣、宗氣、營氣、衛氣等皆是如此，但並非所有的氣都是「行血之氣」，所以對我們來說，首要工作就是找出那個能行血的氣到底是哪一種氣；若能找出來並予以強化，或許就能有效地幫助血液循環。

從中醫理論摘要中歸結起來，行血之氣應該包含三種：第一種是宗氣，第二種是心臟之氣，第三種是血脈之氣。

宗氣指聚在人體胸中的氣，主要由水穀精華和自然界的清氣（氧氣）化生。中醫認為宗氣能灌注到心臟與血脈中以行氣、行血，所以從生理學來看，宗氣可能是血液中的葡萄糖及氧氣，這些能量源會布行到心臟及血管，以推動血液運行。

第二種是「心臟之氣」。明朝李梴在著作《醫學入門》的臟腑分條中主張：心主血脈，人心動，則血行諸經，「心臟之氣」是維持心臟的正常搏動，從而推動血液循行的一種根本動力。因此心氣是否充沛影響了心臟搏動是否正常，在血液循環中有著十分關鍵的作用[4]，所以心臟之氣似乎就是心電圖中心臟的電生理活動。

心臟內許多區域能自發性產生電壓、電流（動作電位）以驅動心肌收縮；另外脊髓（Spinal Core）及腦幹的延髓（Medulla）也分別有交感及副交感神經連接到心臟，傳送電性訊號以調節跳動（圖一）。這些電性訊號具有某種特定的規律，對於心臟能否正常搏動非常重要，當電性訊號強度不足、混亂時就會導致心律不整、心

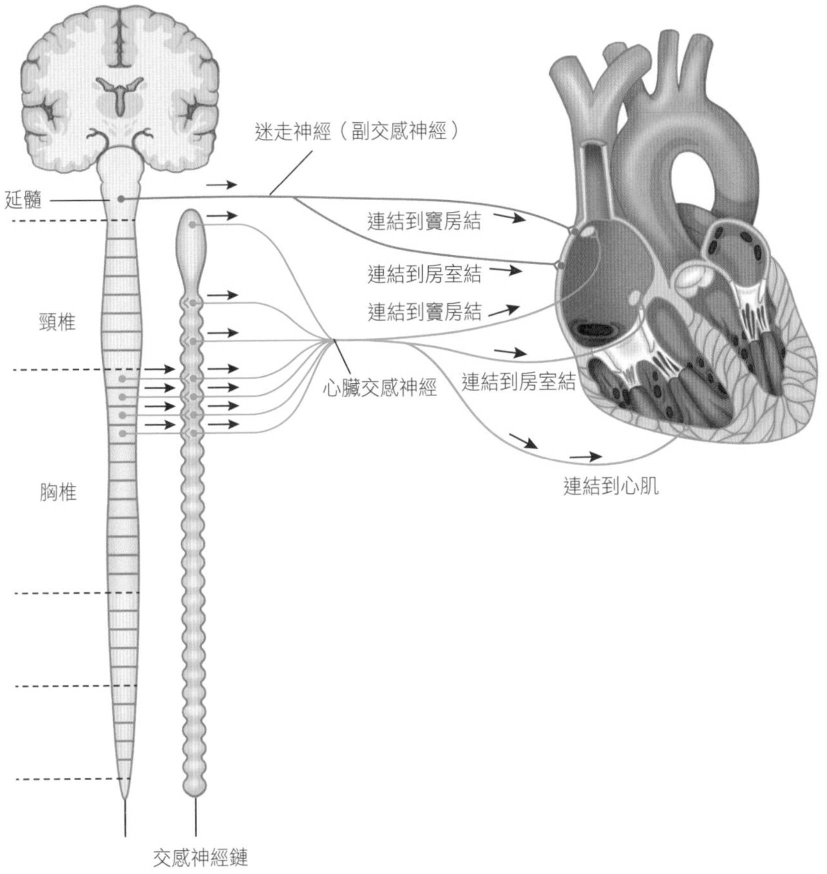
迷走神經（副交感神經）
延髓
連結到竇房結
連結到房室結
連結到竇房結
頸椎
連結到房室結
心臟交感神經
胸椎
連結到心肌
交感神經鏈

圖一　心腦的電性訊號

肌收縮無力，或是兩者不同步，導致血液循環障礙，因此中醫的「心臟之氣」很可能就是心臟的電性訊號。至於電性訊號是否是氣的一種呢？事實上在中醫科學化的研究中，確實有「將神經訊號或生物電流納入氣的範疇」、「經絡就是人體的生物電系統」的見解。

■神祕的血脈之氣

第三種「血脈之氣」比較玄妙，中醫認為「有氣生成於血中而固護於血外」，這種具有固護作用的氣具有三種功能：

1. 能直接推動血液流動。
2. 能引導血液流到需要的地方（例如飯後就多一些血流到消化系統，運動時就多一些流到肌肉）。
3. 讓血液不會流到不需要的器官，也不會溢流到血管外，否則就會發生吐血、便血、皮下瘀血等「氣不攝血」的失血症狀[5]。

血脈之氣不同於宗氣或心氣，它分布於血管（血脈），能維護血管健康，還能幫助推動及引導血液流動，所以血脈之氣一方面像是自來水系統中的加壓馬達，另外還具有類似水龍頭開關，可以引導自來水流向需要供水處的作用。假設能強化血脈之氣，豈不就能有效加強血液循環而不額外增加心臟的負擔嗎？

但傳統中醫對血脈之氣並沒有更精確的描述，絕大多數就只是用「氣」一筆帶過，我們只知道這個血脈之氣似乎與心臟之氣有關連，對血液循環非常重要；我們也知道它指的應該不是血管本身，因為一來中醫另有「血脈」一詞來區分血管，二來血管只是生物容納並輸送血液的管道，類似自來水管，沒有血脈之氣那麼複雜的功能。雖然這個血脈之氣給了迷航的我們一線希望，但不能確認就是指引的極星，即便如此，還是得繼續走下去，就算錯了，至少也能知道那是錯的。

氣的樂章

在「血液循環與氣」這個題目上，中央研究院的王唯工教授是臺灣的指標人物，所以我們便參考王教授《氣的樂章》及相關著作，主要想說明血液循環為什麼可以克服那麼大的內阻力。他指出一個問題：

假如心臟要把血液打到每一根血管，去分配到每一個器官內的微血管時，要讓血液流過這一坨肉的阻力是非常非常大的，但為什麼我們的血能流過去？

他進一步推論：

> ……如果這這一坨肉是死肉，身體是很難硬把血流擠進去的。但心臟在收縮的同時，內臟會同步伴隨心臟的射血而擴張，一個壓一個吸，這樣一來血液就容易灌進去。

因此，他認為心臟與臟腑之間必然存在有：

> 一個共振系統，讓內臟能符合心臟的共振頻率，跟著配合心臟一起振動，血管也是一漲一縮像個小心臟時，那血就容易進去了。

那要如何創造這個共振呢？王唯工教授提出一種新的氣血循環理論：

> 氣是心臟與血管、內臟之間的共振波，這個共振波來自於從左心室噴射而出的血液，它快速的衝擊與流向垂直的主動脈，產生類似於以錘（血液）擊鼓（主動脈）的振波，此振波再沿著血管傳導至臟腑，帶動內臟一起振動，最終讓心臟、血管（動脈）、內臟之間能形成某種連繫，即所謂的共振，也就是其所謂的氣，整個共振系統就是血液循環的原動力。

而由於不同的臟腑有不同的位置及形狀，一如在笛子上不同位置的氣孔有不同頻率響應，所以不同的內臟也會有自己對應的共振頻率，例如假設肝臟的頻率是Do音、胃是Re、肺是Mi，也就是說，身體因此可以利用不同頻率的振波與不同的內臟器官發生共振，以將更多血液灌向目標器官內，從而產生「既能幫助血液流動，又能引導血流」的雙重作用。

例如當我們吃飯時，身體想要加強消化作用，心臟就會就會把屬Re的胃頻加強，透過共振系統來提高胃臟的振動強度，以此增加胃臟的供血量，為胃臟提供更多能源，充其需而補其耗。反過來說，若某人脈搏中屬於胃臟的Re音強度較正常人為低，就可以推斷他的胃臟供血不足，供血不足就引起胃臟的毛病；此時，如果我們可以讓這個患者服用某種能強化胃臟Re音的藥物，就可以改善胃臟疾病。

大體上來說，王唯工教授以一個共振體系來詮釋氣之產生及功能，以及中醫在診斷、治療、配藥上的原理，並研發診脈儀來分析脈象、診斷疾病、辨別藥物的藥性等。我們尊敬王唯工教授的創見及成就，但對於這個「共振系統」的正確性，以及共振波是否就是「血脈之氣」，不得不說存有疑問。

■共振理論的缺陷：能量不足

為什麼存疑呢？首先是損耗問題。這個來自於「血液衝擊動脈的振波」很像醫師用聽診器在傾聽的「第一心音」：由血液衝擊血管及產生的渦流，還有房室瓣突然關閉引起的聲波；但這種振波的能量是微弱而且極易被生物組織吸收掉的。舉例來說，若我們拿根錘子敲擊一根鋼管，振波能傳送到很遠，若改而敲擊水面，距離就差得多了，這是因為介質不同，許多能量在傳遞的過程中損耗掉了。人體並不是振波的良導體，振波在傳送的過程中必然有許多損耗，否則我們應該不需要聽診器，隨時隨地就可以聽到自己的心音。

其二，共振也只能解釋互動關係，絕不可能無中生有地產生能量（否則我們還蓋什麼核四）。換言之，如果心臟的輸出功率是一．七瓦，即便完全沒有損耗地達成完美共振，整個系統的總能量功率也只是區區一．七瓦，還是如王教授所質疑的——那麼點能量看似不可能推動平均總重達四～六公斤的血液在人體內奔流不息。所以假設有這種由血液衝擊動脈的振波，必然微弱且很快消耗一空，不符合血脈之氣具有推動血液流動，且直至末梢仍能存在的特性。

■分布無序

振波還有一個特點，它就像水面的漣漪，除非利用導波管來約束，否則會自振源向四周播散，可是人體的血管並不具有導波管的特質，也非存在於真空（無邊介質）的環境，根本不可能抑制振波四散，因此共振理論中的振波應會播散至全身，也不符合血脈之氣有序分布於血管的特性。

■真有共振發生嗎？

共振理論還有一個關鍵性問題，就是無法證明是否真有共振。在機械系統中，只有當物體的自然頻率[6]和外部振盪的頻率相吻合時才會共振，例如某個玻璃杯的自然頻率是一〇〇Hz，它就只能和同為一〇〇Hz的音波發生共振，若將音波換為一〇一Hz，共振現象就會立即消失。因此，若血液循環有賴於共振系統，這個「血液衝擊動脈的共振波」就得和各內臟的自然頻率相同才行[7]。

但沒有任何證據證明各臟腑的自然頻率恰好是這個共振波的頻率，就算是好了，心臟跳動的頻率也不固定，從休息時每分鐘七十下到運動時一百二十下，甚至一百六十下，這個共振波的頻率隨時變化，又如何保持共振？

對於這個問題，王唯工教授認為內臟可透過血壓變化或肌肉收縮來調整它的自然頻率，但實際上內臟器官的物理特性不可能在短時間內如心跳般產生倍數級的變化；退一步說，就算可以，像大腦這種不含肌肉組織、血壓穩定的器官又如何自我調節？所以器官不可能隨時隨地都處於共振態。

即便在不共振狀態，身體仍然可以有效供血給各器官，大腦的供血更是穩定，便可知共振系統絕非血液循環的基本動力[8]。

雖然在診脈儀數千筆臨床實驗中，動脈上的振波確實與臟腑間存在著某種關連，振波分析也確實可以用於診斷疾病，但並沒有任何實驗證明增減與某一個內臟相對應的振波時，就能影響那個內臟的血流量，這也是我們不能認定此共振系統的振波就是氣的主因。

■血管驚人的內阻力

雖然我們不完全認同王教授的理論，但他提出「血液的流動並不單靠心臟的搏動，還要靠血管、內臟的同步作用才能達成」的見解，確實是血管內阻力這個大問題的較好解釋。

什麼是血管的內阻力？簡單地說，是阻止血液在血管內流動的力量，它來自血液與血管壁之間的摩擦力等。

人類的大動脈管徑約一公分，微血管則約為〇・〇〇一公分，更小的微血管則連紅血球都要變形後才能通過。大動脈和微血管兩者的管徑相差約一千倍，若按照阻力反比於管徑四次方倍的公式來計算，微血管的內阻力將是大動脈十的十二次方倍，也就是一兆倍。一兆倍是什麼樣的概念？若大動脈的單位內阻力是百萬分之一公克，微血管內的單位阻力會高達一噸，也就是一千公斤，還不包含因長度增加所提高的阻力。依據研究，人體的微血管平鋪起來約有一個網球場那麼大，頭尾相連起來可以繞地球一圈，在這麼驚人的阻力、長度之下，每分鐘要完成一整個循環，雖說從小動脈到小靜脈之間有壓力差，但不過就是約每平方公釐〇・六八公克的壓力而已，以這麼小的壓力差克服這麼驚人的阻力，匪夷所思[9]。

不僅如此，由於血液循環是一個密封的連續系統，因此整個循環阻力會累積在一起，形成心臟射血時的阻抗。想像一下你手上正拿著一根吸滿水、容積為七十毫升的大針筒，頭端接上了根注射針頭，如果把這個針頭換成更細、更長的，是不是就得用更大的力量才推得動活塞呢？這是因為針頭變長變細後的內阻力，會累積成推動活塞的阻力。再想像一下，如果這根針頭只有幾根頭髮般細（小動脈管徑的大小），長度假設只有短短的十公尺就好，你覺得有辦法每分鐘推個六、七十下，甚至每分鐘一百三十、一百四十下？如果用上全身肌肉還不見得做到的事，一顆才三百公克左右的心臟憑什麼做得到？而且是每天二十四小時從不間斷，連續推上幾十年？同樣匪夷所思。

所以，應該還有另一股力量幫助推動血液循環，這股力量讓血管與內臟「配合心臟一起收縮，這樣血液要流動、要灌入內臟就容易多了」；或者更精確地說，內臟因為沒有肌肉，所以配合心臟收縮的應該不是內臟本身，較可能的是內臟內部的血管。雖然這股力量應該不是王唯工教授認為的共振，但或許就是我們所尋找的血脈之氣——一種帶動血管配合心臟收縮以產生同步作用的生理機制。

至此，雖然我們還不能確定神祕的血脈之氣是什麼，但至少知道它不是浮光掠影，而是確實的存在——只是未曾被中西醫文明所探見。

註解：

1. Overgaard J., Hypoxic modification of radiotherapy in squamous cell carcinoma of the head and neck--a systematic review and meta-analysis, Radiother Oncol, 2011.
2. Kaanders J. et al., ARCON for T2–T4 laryngeal cancer: results of a phase III randomised trial, Radiotherapy and Oncology, 2011.
3. 在此我們想對盲信泡溫泉或蒸氣浴可以治癌症的人提出善意的勸告：一來溫度不夠，二來未必能直接加熱腫瘤，所以並不一定有效，反而可能使內臟缺氧的副作用加劇。
4. 〈中醫觀病之血液運行的機制〉，華夏經緯網，2012年。
5. 張安嶺、徐胤聰，《中醫基礎理論》第五節〈氣血精津液的關係〉，同濟大學出版社，2007年。
6. 物體做自由振動時的振動周期，與物體的固有特性有關，也稱為固有頻率。
7. 共振理論中主張共振波是「由心臟基本跳動頻率及其諧波所共成的波組」，並具假定所有的內臟會各自對應這些諧波波組。
8. 若 a 因素為 B 現象的基本構成，則抽離 a 因素時，B 現象必受影響；反之若抽離 a 因素並不影響 B 現象，可知其因果關係的薄弱或不存在，a 因素不為 B 現象的基本構成。
9. 或謂「每一個微血管與主動脈的管徑差很巨大，但是由於全身微血管的管徑總面積更加巨大，可以抵消如此巨大的阻力」，但阻力來自於血液與血管壁之間的摩擦力，微血管總管徑面積巨大是事實，但總摩擦面積卻也是同步放大，因此總阻力仍是巨大的。

第二章

動脈的自律活動與血液循環

如果血脈之氣並不是動脈上的共振波（聲波），脈搏儀上所量測到波動是什麼？

當我們發現血脈之氣的特性之一，是一種「能讓血管配合心臟收縮的生理機制」時，不禁將視線落到最理所當然，甚至是最不起眼的角落：脈搏。

什樣的力量能讓動脈血管配合心臟擴張呢？傳統認為是心臟射血時的壓力，也就是所謂的收縮壓。人體的動脈由三層所構成，最裡面的一層為內膜，由一層單層的內皮細胞所組成；中層是一圈平滑肌和彈性纖維，有強韌的彈性；外層主要由不規則排列的纖維結締組織所構成。

動脈又因部位別而分為三種：

1. 主動脈：從心臟開始，貫穿到腹底（圖二）。
2. 中動脈：始於主動脈開口處，連接到頭部、內

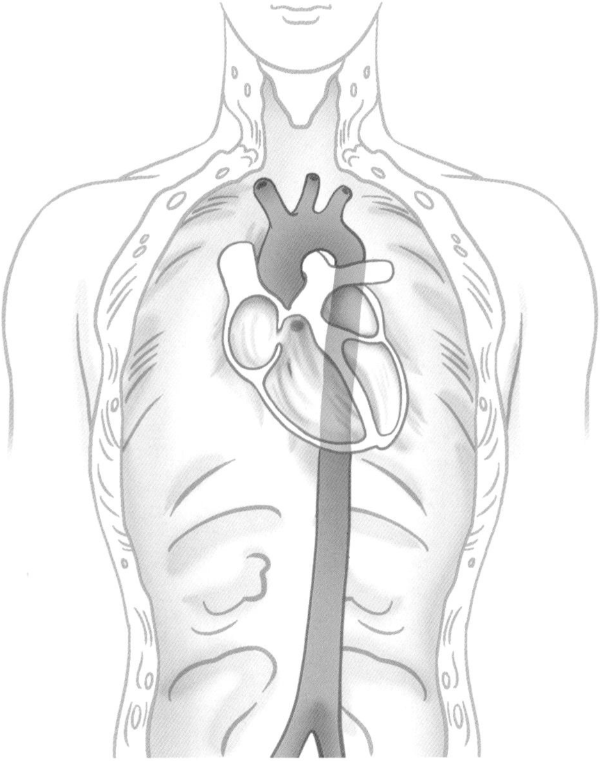

圖二 主動脈

臟及四肢。

3. 小動脈：分支自中動脈，分布於器官內，再連接到微血管。

目前主流的見解認為動脈是血液流動的管道，會因心臟節奏性（間歇性）的射血壓力，像橡皮筋般被撐開，將心臟射血的動能轉換成彈力（彈性位能），再藉由彈力收縮以持續產生血壓來推動血液的流動。由於心臟將血液射出時的壓力極強，例如進行舉重這種爆發性運動時，甚至可達二二〇mmHg以上，因此動脈內有厚實的彈性纖維、平滑肌，以及強健的外層纖維組織抵抗高壓，使血管不要被壓力炸開。動脈被期待的功能僅是做好一根耐壓彈力管，但它真正的功能只有如此嗎？

■血液循環需要的能量從何而來？

動脈內的流體力學到目前為止還有許多待解的疑問，例如傳統認為動脈最主要的功用是利用管壁的彈性造成壓力，幫助血液自心臟向末梢流動到身體各部位，這也是脈搏的由來，但如果動脈擴張是被動地受到心臟壓注血液，那麼基於牛頓運動定律，在血管內壁被撐開的斜角處，必然會向心臟的方向回饋反作用力，使外側的血液在衝擊血管壁後逆向與仍向前流動的血液對撞，形成擾流而降低流速（圖三）。這現象類似在道路限縮處，外側汽車要從路肩向內切入而影響整體車流速是一樣的，而難以解釋為何血液在大小動脈內仍能保持高達每秒三十～五十公分以上的超快速度。

擾流還引出另一個問題：能量損耗。擾流除了造成血液減速之外，還會增加血液的內摩擦而消耗掉循環的能量；血液流動時也會因對抗血管壁的摩擦阻力而消耗能量；此外動脈雖然能儲存彈力位能，但在擴張再回縮的過程中，也會平白消耗能量。這麼多的能量損耗，就算在大動脈內能忽略不計，但到了小動脈就會因內阻力爆增而不容忽視。看看葉克膜為了維持血液循環的高耗電量，真實的血液循環所需的全部能量真的只靠一顆心臟就能解決？這個過去未曾深思的問

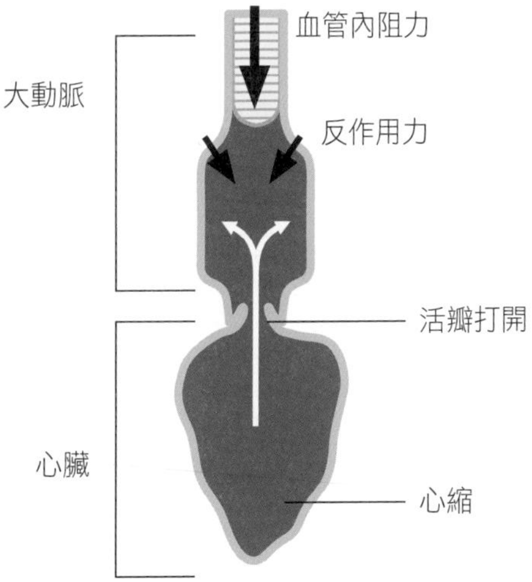

圖三 傳統理論中，心臟射血時的阻力來源

題突然令我們驚疑不定。

■令人費解的脈搏

脈搏引起的疑問不僅是流體力學，還有把脈。

把脈是中醫四大診斷方法之一，透過脈象，不但可以觀察整體氣血的好壞，也可以依據切脈的不同部位來判斷臟腑機能的良窳。中醫認為脈（血脈）為血府[1]，貫通全身，而且血液的循環，除了主導的心臟外，還必須有各臟器協調配合，所以當身體臟腑發生病變時，往往反映在脈象中。由於氣血是生命的基礎，氣血不暢必然會引起身體機能的病變，因此透過把脈來觀察脈象，可以協助診斷身體機能的好

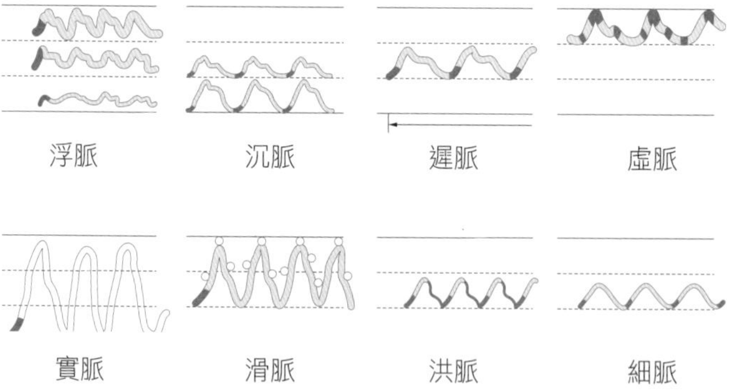

圖四 各種脈象

壞與五臟六腑的疾病。中醫更進一步依據不同的脈位、脈數、脈形、脈勢，將脈象細分為二十四種，甚至二十八種以上（圖四），這些證據顯示診脈在臨床上的意義是無庸置疑的，然而也產生一個大疑問：為什麼單純的動脈擴張與身體的機能、疾病相關連？

中醫雖然不將脈搏視為血管單純地收縮、擴張，但單從「脈為血府」的觀念仍舊難以清楚說明診脈的原理，因為這無異於說「因為自來水管通到家家戶戶，所以從自來水表可以推估各個家庭的成員健康」一般，不可思議。血液循環確實與臟腑有關，但是為什麼「有關」？為什麼這樣的「有關」導致不同的脈象？或是臟腑與心臟之間另有互動？對於「為什麼臟腑的狀態會影響脈象」這個問題，我們並沒有找到中醫在這方面更深入的解釋，它似乎跳過這個疑問，只專注於從經驗法則歸納臟腑狀態與脈象之間的關連。

而從西醫傳統的角度來看，脈搏就只是被動的反應，像吹氣球一樣，當左心室將血液壓射進動脈時，使血管承受的壓力變大，管徑擴張，而在體表可以感到此一變化，即為脈搏。所以脈搏變化頂多和心跳頻率和射血量的變化有關，扯不到五臟六腑那麼遠。但若如此，現實中不該出現那麼複雜的脈象，但「診脈」卻又是客觀存在的事實，不因偏見而轉移。

但問題是，心臟每次搏動射入大動脈的血量平均值為六十三毫升，對一個六十五公斤重的人而言，約為全身總血量的一％，經分散到全身後，手腕動脈的管徑僅需要千分之幾的變化就足以容納新注入的血液，不足以產生那麼明顯的脈搏跳動。而且，心臟的射血量約等於左心室的容積，基本上是一個穩定的區間值，所以一般而言，心臟每次射出的血量是接近的，那脈搏每次的擴張也應該是相同的才對，就好像吹氣球，若每次吹氣量是固定的，氣球擴張的程度也應該固定不變，但現實中的脈搏卻有明顯的振幅強弱，而且還可以用來診斷生理及五臟六腑的狀態，這是基於什麼道理？

■先有正確的問題，才有正確的答案

基於以上討論，我們發現不論是傳統西醫把脈搏視為被動擴張的觀點，或是中醫避重就輕的說法，都不能合理解釋以下四個關鍵問題，這似乎暗示著傳統血液循環理論的不足；而令人興奮的是，如果能為這四個問題找到合理的解答，我們不只有可能提出新的血液循環模型，或許還能找出神祕的血脈之氣。這四個問題是：

1. 阻力問題：心臟射血時，要如何克服全身血管所疊加起來的內阻力？

2. 流體力學：如何克服動脈被撐開時的反作用力及擾流？
3. 能量問題：如何補充血液流動時的各種能量損耗？
4. 脈象變化：為什麼脈博的跳動振幅這麼大？為什麼脈象可以用於診斷生理狀態及疾病？

■大膽假設：動脈的自律收縮

如果脈搏不是射血被動的擴張，不是血液奔騰的聲響，而是動脈平滑肌自律的縮放時，那又如何？

由於我曾負責抗過敏益生菌的產品開發工作，對腸道生理方面累積了一些知識，知道受自律神經、腸道神經叢、腸道平滑肌自發的自律電位作用影響，腸道平滑肌會交互收縮，形成持續的蠕動波，將食物往下運送。這種蠕動的一端會「主動擴張」來容納被另一端收縮所擠壓過來的食物，這樣一來，腸道將食物向前推動的阻力就變小很多。不僅腸道如此，腺體分泌（例如膽汁）都是靠腺管蠕動來輸送的。

在百思不得其解後的某天，我們突然冒出一個想法：「動脈是否也是採用類似的方式來幫助血液輸送？」雖然動脈並沒有像腸道那麼大的收縮度，但它是否同樣也是有自律性的擴張、收縮，而且不僅如此，還同步配合著心臟進行擴張、收縮？如此一來，情況將完全不同。

如果動脈在心臟收縮時不是被動地被撐開，而會主動擴張管徑、增加容積來容納新流入的血液（圖五A）[2]，而後當心臟瓣膜閉合時，動脈靠近心臟的一端由原本的擴張改為開始收縮，而另一端則同樣主動擴張以容納被後端壓縮所擠送來的血液（圖五B），透過這種持續地反覆擴張、收縮，動脈得將血液不斷向前推送（圖五C）。在此假設下，血液流動不再僅靠傳統模型中心臟的推力，更藉由心臟和動脈同步作用來向前推送。

同理，中動脈在大動脈收縮加壓的同時也會主動擴張納血，然後再收縮，將血液灌入小動脈；而小動脈同樣也可以進行此自律性的交互收縮，將血液向下輸送。換言之，動脈的角色不只是一條耐壓的彈力管而已，而同時兼具「管線」及「加壓」的功能，就像我們用手輪流握壓一條長條的氣球，從一端逐步把空氣擠向另一端，形成「從心臟↓大動脈↓中動脈↓小動脈，由複數個串連接力的加壓站所組成的幫浦系統」。

藉由心臟、動脈擴張、收縮，這個接力加壓的幫浦系統能在血管內製造出連續

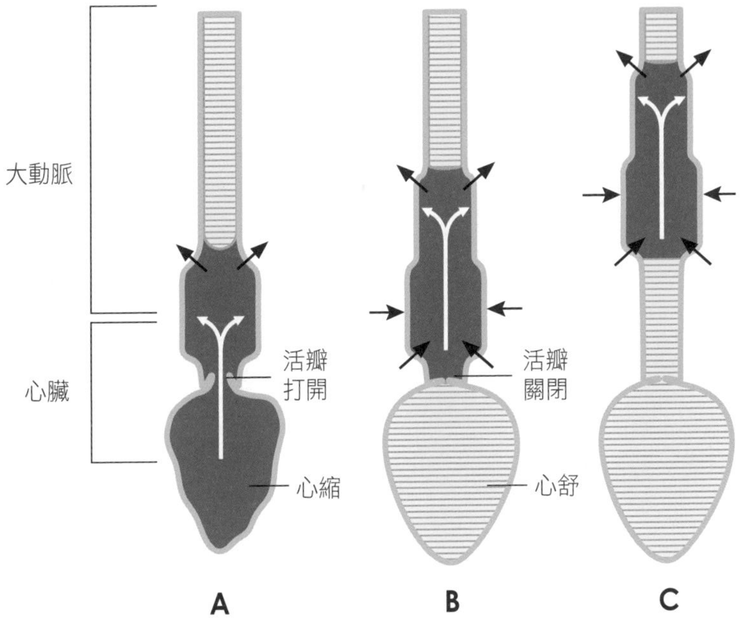
大動脈
心臟
活瓣
打開
心縮
活瓣
關閉
心舒
A
B
C

圖五 血液的推送

的壓力差，推動血液流向全身的器官組織，無休止地進行著高效率、低阻力、低損耗的循環，以維繫我們的生命[3]。

■心臟與動脈間的「接力」

在新的假設中，血液循環雖然同樣基於心臟與動脈間的同步作用，但不再是王唯工教授主張的共振模型，而是心臟與動脈間的「接力」。

這個新的「接力模型」能否合理地解釋四大疑問呢？

首先，阻力問題，合理。在接力模型中，若動脈會主動擴張增加容積來容納心臟射出的血液，就能中斷血管內阻力的疊加，使心臟不用克服整個血管系統驚人的內阻力，而能順利將血液壓出。

問題二，流體力學，合理。接力模型中，動脈在血流方向端的主動擴張，等於與心臟間形成一推一拉的協力作用，此時血液衝擊血管壁所引起的擾流現象能得到最大緩解，反作用力問題也能同樣得到改善。

問題三，能量問題，合理。我們知道依據牛頓運動定律，付出的能量等於施力乘以距離，因此推動血液循環所需的能量，等於血管的內阻力乘以血管的總長度。

在傳統模型中，心臟不可能輸出那麼多能量；但在接力模型中，當血液流動的內阻力與能量損耗得到大幅度降低後，所需的能量也就大幅度降低，再加上動脈協同出力，即能合理說明能量從何而來的問題。

問題四，脈象變化，合理。既然動脈不是被動擴張，而自帶加壓功能，所以血液到了遠端，心臟所提供的能量已經不足，但仍得維持高供血量的部位（例如內臟器官、四肢），動脈便會加強擴張、收縮的幅度來持續加壓，而在體表形成可感觸的搏動。這代表脈搏搏動的強度、頻率、振幅，既主動影響著五臟六腑的「供血量」，也被動受五臟六腑的「需血量」所影響。這說明為什麼人在不同生理狀態下，脈博會出現頻率、振幅上的明顯差異，而當脈搏的收縮力道不足或是節律混亂時，將不利輸血而有礙健康。所以透過把脈或是量測脈搏的壓力波，可以協助診斷血液循環的良窳與生理健康狀態，其因果關係如是。

■進一步的驗證

除了回答預設問題之外，我們也希望從西醫的研究資料來檢驗「接力模型」的合理性。

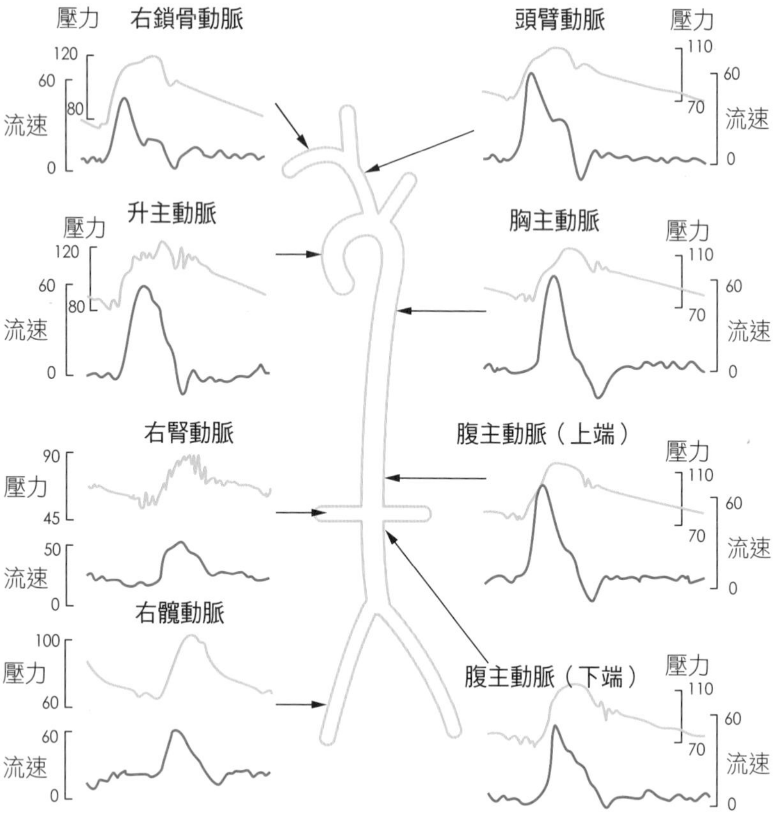

圖六 主動脈壓力 —— 流速波圖

圖六是人體主動脈的「壓力——流速波圖」中。按照傳統的觀點，如果動脈只是一根彈力管、只是被動擴張的話，基於流速與壓力[4]成正比，各處的大動脈最高血流速應該與最高壓力發生於同一時間。但實際上觀察到：每一個地方的大動脈，血流速的最高點都早於壓力波的最高點，代表它並非遵循傳統的被動模式，而是血管主動在心臟射血後緊接著擴張；在心臟瓣膜關閉後，動脈的壓力波又會再度拉出小波高峰，反應出動脈再度收縮加壓的現象。因此，即便從西醫的生理證據來看，似乎也間接印證接力模型的正確性，符合現實觀察的現象。

■動脈的電性訊號

從生物的心臟演化來看，動脈自律性的擴張、收縮並不是什麼新鮮事。結構簡單的動物例如渦蟲，並沒有心臟這個器官，其循環依賴著身體中心處一條「中軸管」，進行蠕動性的擴張、收縮，以持續輸送體液。

昆蟲又更複雜一些，但只是在主動脈上增加幾個房節充做心臟，這些房節也和動脈同步收縮（圖七）。到了魚類，才又進一步地演化出一心房一心室的結構，再到兩棲類的兩心房一心室，以及哺乳類的二心房二心室。所以動脈自律擴張、收縮，以及其配合心臟的同步作用，在自然界中是已經存在的現象，也是我們心臟演化的起源。

這種心臟與動脈之間的同步配合要如何進行呢？除了可能透過動脈內壁的壓力偵測器來反應之外，也可能透過肌肉內的電性活動來達成。從心臟胚胎學（Cardiac embryology）來看，人類胚胎期的心臟、大動脈、大靜脈，最早是同一根血管，之後才慢慢分化出來（圖八），因此它們本來就是源於一體而電性相接的。

所謂「電性相接」指的是細胞之間能互通生物電流、能互通電性訊號的意思。不論是心肌細胞或是動脈的內層平滑肌，細胞與細胞之間有一種特殊的結構稱為「細胞間隙」（Gap Junction），能將電位訊號像接力賽一樣，一棒接一棒，往下傳遞，刺激肌肉產生有節律的蠕動。簡言之，細胞間隙就是像細胞與細胞間的導線，能依序傳送電性訊號。

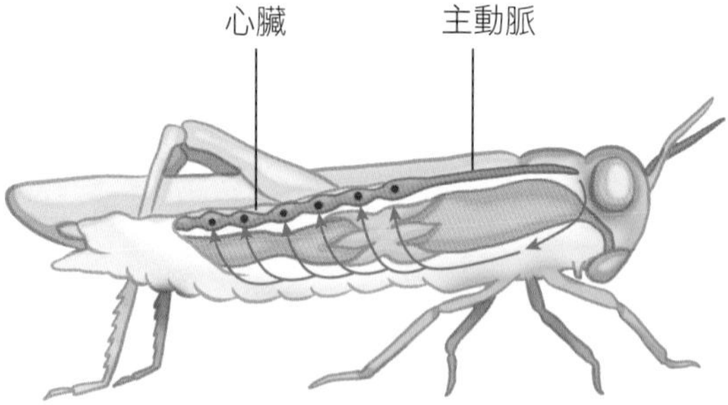

圖七 蝗蟲的循環系統

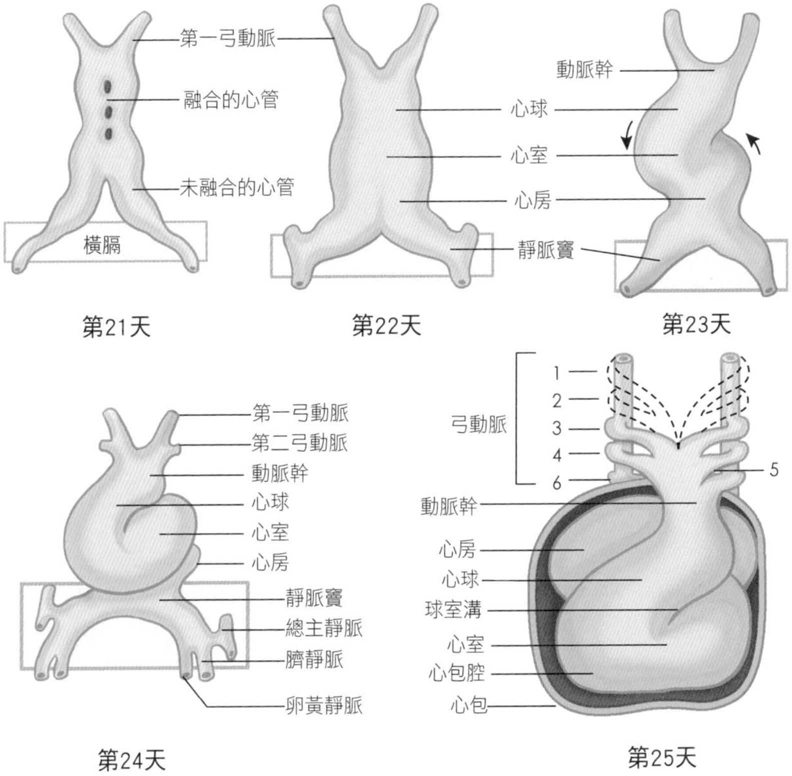
第一弓動脈
融合的心管
未融合的心管
橫膈
第21天
動脈幹
心球
心室
心房
靜脈竇
第22天
第23天
第一弓動脈
第二弓動脈
動脈幹
心球
心室
心房
靜脈竇
總主靜脈
臍靜脈
卵黃靜脈
第24天
弓動脈
1
2
3
4
5
6
動脈幹
心房
心球
球室溝
心室
心包腔
心包
第25天

圖八 胚胎心臟的生成

所以當心臟的電性訊號（心氣）刺激心肌收縮時，這些電性訊號可以透過電性相接的細胞間隙，繼續將電性訊號導入相接的大動脈中，而令動脈自律收縮。若再配合動脈內的壓力感受器，這些電性的、生化的訊號構成心臟與動脈系統之間同步動作的指揮棒，並沿著動脈管壁內層平滑肌細胞間的細胞間隙，不斷地將訊號往下傳遞，使整條血管像波浪舞般，依序形成節律運動，並藉由反覆擴張納血及收縮加壓，減少血流前進的阻力，賦予血液向前流動的能量及壓力。另一個可能存在的電性傳導路徑，是透過密布的交感神經以及副交感神經的順序性刺激。

若心氣是心臟的電性訊號，那血脈之氣或許就是動脈的電性訊號，能幫助血液運行，所以被稱為「行血之氣」，也為我們的研究帶來了第一線曙光。

註解：

1. 血府是脈的別稱。血行脈中，脈為血液匯聚、活動的場所，故稱脈為血府。
2. 我們認為比較可能是「半推半就」的擴張，也就是一部分是主動擴張，一部分仍是被壓力所撐開。這種藉由動脈上的壓力感測器進行略有時差的協同作用，在生理上比較具可能性。要做到動脈容積擴張量和心臟射血量之間完全同步，需要極高的精密度，可能性不高。
3. 更完整地說，血液的大循環不僅是依賴「左心室＋動脈系統」所形成的推力，還應加上「右心室＋肺臟擴張」的抽力，而形成一個頭尾相連的系統。
4. 被動模式下，血管壁上的壓力Shear stress=$(4\mu Q)/\pi\gamma 3$，μ=血液黏稠度，Q=血液流速，γ=血管半徑。

|第三章|

人體的神經傳導與血液循環

動脈的自律收縮應該就是血脈之氣。但應該還具有引導血液流向的功能，自律收縮做不到這點。

■人體血流的分配

雖然不清楚「基於動脈自律收縮活動的接力模型」是否為首創，但我們的探索終於有了明確的方向，其實解答本身也就是一種樂趣。基本上可以說來自於動脈內部平滑肌自發的電性訊號，應該就是血脈之氣，它就像隨管線而行的加壓站一樣，對於血液循環極為重要。

但如同心氣包含的不僅是來自心肌自發的電性訊號，也包含來自脊髓及腦幹，經由神經系統傳送來的電性訊號；那麼，血脈之氣只是動脈內自發的電性訊號，還是也包含來自外部神經傳導而來的訊號呢？畢竟，單靠「自律收縮」解釋不了中醫描述的「血脈之氣具有引導血液流動」的特性。

由於循環系統所能供給的總血流量是有限的，對生命來說，為了更有效率地因應不同的情境，「血流的分配」成為血液循環之外另一個重要的課題。例如在追逐或逃命時，為了獲得最大的能量，身體會將絕大多數的血液灌入肌肉，而減少流向內臟或其他非立即相關的器官內；同理，進食時為了使消化吸收更好，身體也會將更多血液導向消化系統，讓大腦的血流相對少了一點，就是這麼一點血流分配的差別，使人進食後有昏昏欲睡的感覺；休息時，則可能流向受損的組織或免疫系統，幫助組織再生或復原。中醫最經典的「子午流注法」，就指出十二經脈氣血運行狀態，皆是根據不同時間而相應的盛衰變化。

在生理學上，這些現象的根據為何？

■神經對動脈的調節

動脈除了內部電子訊號之外，還有大量的交感神經與之相連，有的位於表面，有的深入到細胞間隙，有的則更深入到動脈內膜。例如在頸動脈竇處的內膜上有豐富的感覺神經末梢，一般稱為「壓力感受器」，這些交感神經來自於脊柱內的脊髓，除了與心臟相連，也與大腦中的血管舒縮中樞相接，使中樞能透過這些交感神經傳遞不同頻率、不同強度的訊號到動脈。

神經對於動脈的調節主要分為兩個部分，例如當它需要強化肝臟的供血時，一方面會直接控制肝動脈的平滑肌來調節管徑，另一個方法是刺激肝動脈血管內皮細胞釋出一氧化氮來提高血流量，反之則令動脈收縮，使中樞能有效地調節各內臟器官的供血量[1,2]（圖九）。

■神經對器官內血流量的管控

除了調節器官動脈血流量的大小之外，交感神經還可以控制小動脈管上面的括約肌，來調節器官內部各區域的血流量。

所謂的小動脈是指動脈血在進入微血管前最小的動脈管，在小動脈進入微血管的接口處，包覆著一圈平滑肌，這圈平滑肌被稱「微血管前括約肌」，作用類似於水龍頭，當它收縮時，小動脈管的末端會被封閉、變得狹窄，而使得血液減少流入微血管床中，大部分血液會直接由小動脈、小靜脈之間的中貫通道流過；相反的，

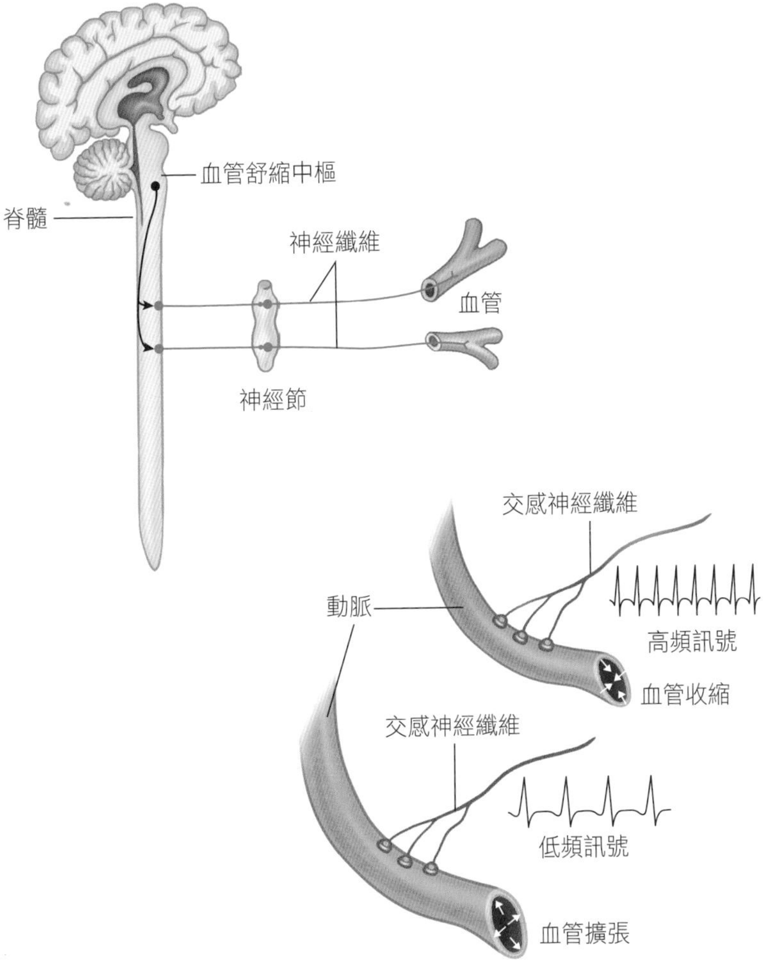

圖九 中樞神經訊號，調整動脈血管的輸血量

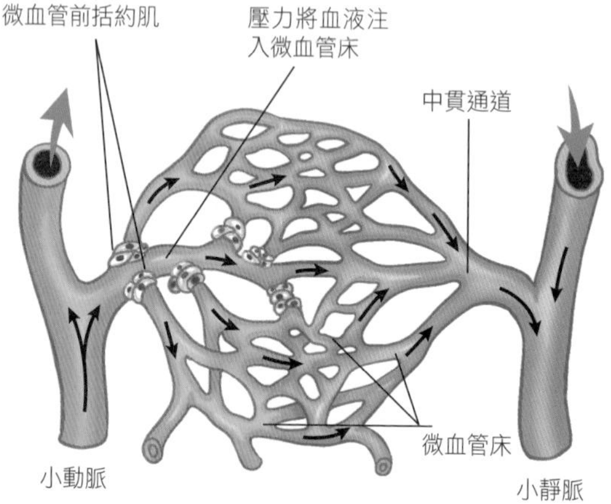

括約肌舒張

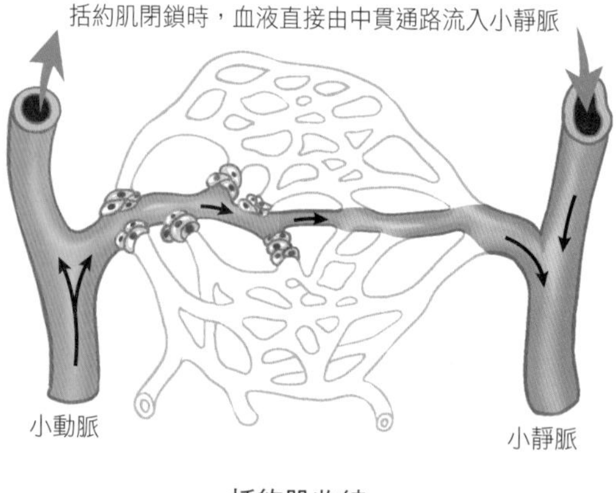

括約肌收縮

圖十　血流分配到微血管床

當括約肌舒張時，血管便會打開讓血液灌入微血管床中進行循環交換，使血流量的分配能細緻到微血管床的層次（圖十）。

這樣微調供血量對人體而言是非常重要的，可以更精確地調節器官各部位的血流量，例如飯後身體要消化及吸收食物，所以小腸必須消耗較多的氧氣及營養，特別是小腸上的分泌酵素細胞，此時大腦就可以透過這個「神經—動脈」系統來增加小腸的血流量，特別是那些能分泌酵素細胞的血流量，減少其他暫時不需要工作的器官的血流量，以避免高負荷的器官因供血量不足，發生能量不足或營養不足的問題[3]。

■神經對全身系統性的調節

除了心臟與大腦之外，內臟器官也能傳遞電性訊號到動脈，整個大動脈密布著自律神經。例如頸動脈上的神經叢就和脊髓頸椎神經節相連，而頸椎神經節又與眼睛、口舌、上肢等器官的神經相連。胸主動脈與腹主動脈上都有大量的神經叢聚集形成神經節，然後再連接到內臟，形成一個「以腦為中樞，脊髓為主幹，神經為支線，將心臟、內臟器官與大、小動脈並聯在一起」的神經血管網絡，請參考圖十一

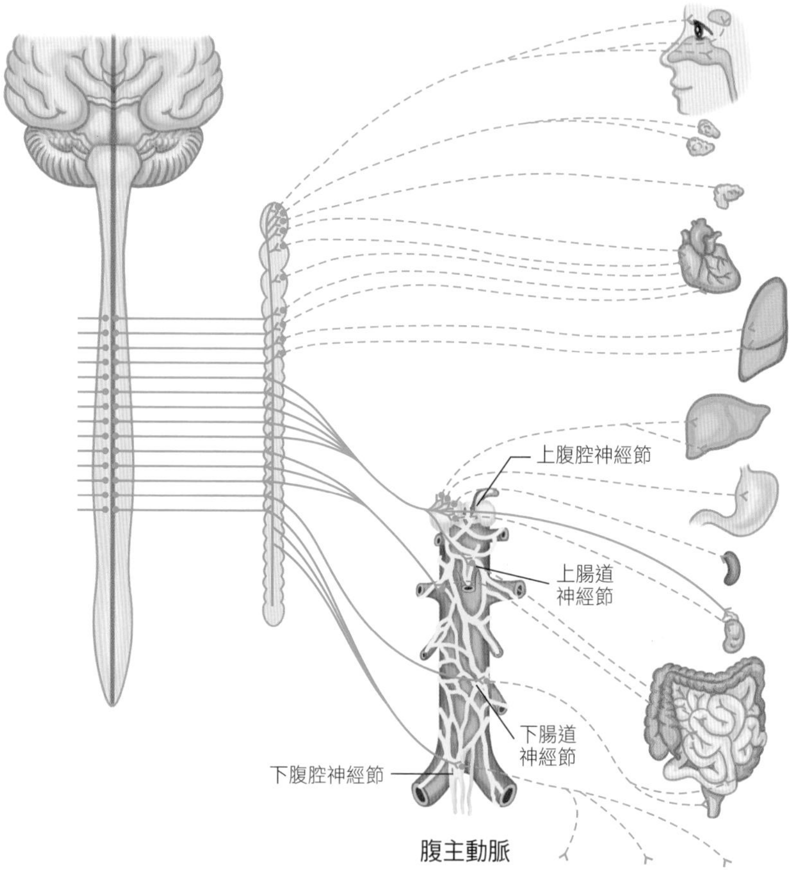
上腹腔神經節
上腸道
神經節
下腸道
神經節
下腹腔神經節
腹主動脈

圖十一 腹主動脈神經節

「腹主動脈神經節」（Neurovascular Crosstalk Network）。

這個網絡扮演兩個極為重要的角色。首先，血液能順利自心臟流到組織末梢，靠的是從心臟到任一末梢之間的梯度壓力，就像溜滑梯一樣。若這個梯度壓力中間有一環出現問題，例如壓力太高、阻力太大，就會影響血液流動。所以中樞利用這個神經血管網絡，能立即協調全身動脈的收縮壓力，控制血壓以維持滑順的梯度壓力[4]。這種全身性的即時調節，只有靠神經系統的快速反應才能做到，很難靠內分泌系統達成。因為內分泌的生化物質必須依賴血液傳送，所以當血液循環出現障礙時就可能失效，所以即時性反應仍得依賴神經系統完成。

另外，當某個內臟器官供血不足時，也可以主動透過這一個神經網絡，將缺血的訊號送達中樞、心臟和動脈上的神經叢，要求「上頭」增加供血量，而不是只能呆坐枯等；中樞也可以主動增加某一個器官的血流量，並要求它更努力工作。

透過神經系統，心、腦、血脈與五臟六腑不再是各自獨立的存在，不是金字塔結構，不是沒有生命的零件，而是互相依存且互動密切的生命體[5]。血液既是能量，也是營養，更是生命之河，那些奔流於動脈上的電性活動，是體內器官之間協調的結果，這進一步說明為何可以透過脈搏來判斷生理及臟腑的狀態，而氣功、禪定、靈修或人在很安靜的狀態時，可以透過意念來調整心律節奏、導氣運血的原理也在於此。

■動脈的電性活動與血液輸送

透過新的心血管神經研究，我們發現動脈不是過去想像的只是一條水管而已，它同時輸送血液與電性訊號，這些訊號的來源有內部自發的，有來自心臟、大腦中樞、脊髓和內臟器官，以及綿密的自律神經系統，主要帶來三種效能：

1. 令全體動脈「節律收縮」，像加壓站一樣，推動血液循環。
2. 令中動脈「調節管徑」，像水利系統的閘門一樣，能改變局部血壓，調節各器官的供血量。
3. 令小動脈「鬆閉括約肌」，像水龍頭一樣，微調微血管床的血流灌入。

其中，動脈的內源訊號主要負責第一項，神經系統則主要負責調控第二、三項。因此，如同心氣是心臟的電性活動一樣，動脈的電性活動很可能就是我們在尋找的「血脈之氣」，因為這些電性活動完全符合血脈之氣的特點：

1. 有秩序地分布於全身血脈

這些電性活動發生在動脈內，以及與動脈連接、位於動脈周邊的神經，與血脈並行而有序。

2. 能直接幫助血液循環

這些電性活動能使動脈有節律地收縮蠕動，提供向下推動的壓力，幫助血液循環克服血管的內阻力。

3. 能引導血流的流向

這些不同頻率、不同強度的電性訊號，能控制各臟腑血管內的血流量，並依器官組織的需要來決定血液的流向及流量。

4. 能協助診斷生理狀態

由於動脈的搏動受控於它的電性活動，這些電性活動不但與各臟腑相連，也和臟腑的血液供應有關，這種關連性或許就是中醫為何能透過把脈來診斷器官生理與疾病的原因。

■從神經傳導看中醫的氣血奧祕

把血脈之氣與動脈的電性活動連結在一起後，可以解釋許多中醫臨床的現象。

一、意到則氣到，氣到則血行

我們知道人體的肌肉、器官以腦為中樞、脊髓為主幹，皆與神經和血管相連接，而形成一個整體的網絡。當大腦需要某個器官工作時，能藉由神經傳遞電性訊號，一方面命令器官開始工作，另一方面透過器官的神經系統，提高這個器官血管的血壓以增加供血量；相反的，當大腦希望某個器官休息的時候，也可以藉由降低動脈的電性訊號來減少供血（圖十二）[6]。從大腦發出訊號，到神經訊號的傳導，再到血液循環，這個順序和中醫所說的「意到則氣到，氣到則血行」是相符的。

二、氣滯血瘀，氣虛血瘀

例如家裡的電線老化後，電阻就會增加，電流則會降低，使電流與電壓不穩，發生像電燈照明不足的現象。類似的道理，當動脈神經因為退化或過勞使神經傳導路線的阻抗增加時，就會削弱電性訊號，影響動脈的節律收縮和梯度壓力的調節，降低推動血液循環的力量，造成血流遲緩停滯的血瘀現象，這就是所謂的氣滯血淤。

同樣的，人若「氣虛」也將無力推動體內血液運行，導致血液循環緩慢而形成瘀血；相對的，挫閃碰撞的瘀血若沒散去，也會導致周邊神經因血液循環不良欠缺氧氣供應而失去作用，因此血瘀也會導致氣虛。不論那種情況，最終都會形成氣滯、血瘀同時存在的病理現象。

這或許可以說明王唯工教授對於人工心臟的疑問：

為什麼人工心臟的功率已經提高到三十瓦特，已經能穩定地控制血流量，但重

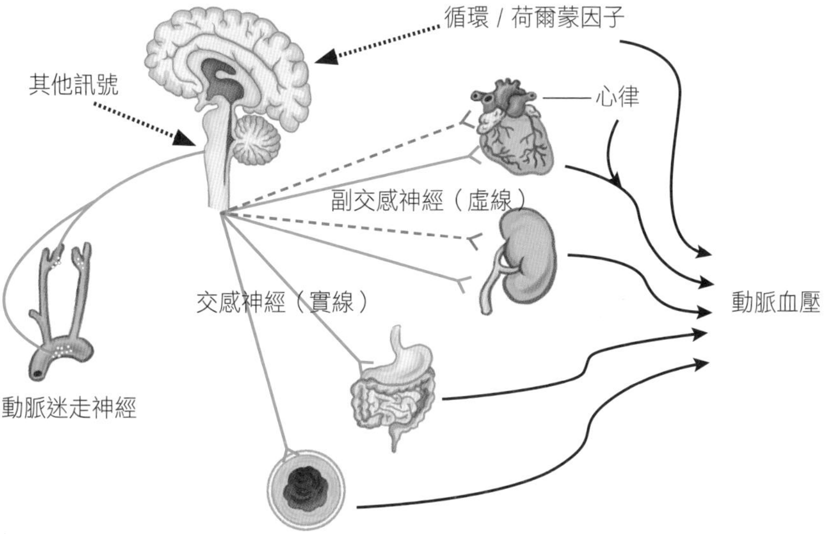

圖十二 大腦神經訊號對器官及其動脈血壓的連結互動

要器官的血流量仍然不足，還是容易造成器官衰竭和末端壞死。可是真正的心臟功率約只有一・七瓦，卻能將血液都送入器官中。

這可能是因為人工心臟雖然能提供數倍於真正心臟的輸出，但是無法進行神經訊號的溝通，因此「氣滯」而「血瘀」，從原本協力運血變成獨自運血，必須以數倍於真正心臟的功率才能推動血液前進，卻仍有末梢血液瘀積、灌流困難的問題[7]。

三、氣止血止

就像網路斷訊時就收不到Line的訊號，當神經傳導出現障礙時，訊號也無法送達小動脈末梢的微血管前括約肌，使括約肌容易因過度收縮而阻斷血流灌入微血管床內，就像水龍頭被鎖死一樣，造成局部血液灌流停止。

發生這種現象的原因與括約肌（平滑肌）的生理特性有關，醫學上稱為「去神經敏感性」（Denervation Hypersensitivity），指的是當括約肌（平滑肌）失去神經訊號的刺激時，並不會像骨骼肌般失去張力，反而能維持原本的張力，甚至更加敏感而在被刺激時過度收縮。所以我們做半身麻醉或全身麻醉前，都會在術前被要求少喝水，以免術後即便漲尿到很痛，仍然無法順利解尿（膀胱括約肌因神經麻醉而閉鎖，但大腦卻因訊號傳導障礙而無法命令它放鬆所致）。

同樣的，當神經傳導出現障礙或是神經訊號過於微弱時，會使微血管前括約肌過度緊縮，造成血管閉鎖，導致血液難以流入微血管床，是所謂「氣止血止」。這會造成局部性組織的缺氧現象，進而有乳酸堆積，使粒線體失效、細胞膜表面的各種離子通道崩潰，甚至出現大規模而不可逆的細胞壞死現象。

四、神傷氣損，氣亂血亂

現代生活中的情緒壓力、生活壓力、環境壓力，容易導致壓力荷爾蒙（例如多巴胺、正腎上腺素和皮質醇）長期過度分泌，引起自律神經失調，造成大腦細胞機能受損及退化[8]，減弱腦內的電性訊號強度。所以中醫說：「心怵惕思慮則傷神，神傷則氣損。」

氣損意味著大腦因為過度的壓力、情緒，造成神經訊號的強度不足或混亂，需要高血流量的器官因此得不到血液，不需要血流量的器官血管反而過度舒張，使血液無法被分配到真正需要的地方，形成所謂氣亂、血亂的現象。

就像吃飯時，大腦中樞雖然下達「增加消化道的血流量」的命令，但因為訊號太弱，使得命令沒有達到預期的效果，最終導致消化道的血流量不足，引起消化不良。又例如易怒也容易造成交感神經亢奮（氣亂），導致高血壓、微血管出血（血亂）。

現代社會因情緒或壓力造成的大腦、神經機能受損的現象，是長期被忽略，卻造成循環障礙的重要原因。

五、氣血相依，氣血兩虛

中醫裡的「氣血」是相互依存的，不良的「氣」固然會造成血液循環的問題，不良的「血」同樣也會引發神經傳導的障礙。

大腦細胞及神經細胞非常非常耗能、耗氧。人腦中約有一千億個神經元，這數量堪比哈伯望遠鏡中所見的宇宙星系數，而這些神經元之間的連結數量更是神經元的數倍以上。所以腦和神經雖然只占體重約二％～三％，卻至少要消耗掉二〇％～二五％以上的能量及氧氣。因此血液循環不良時，除了器官本身缺氧之外，也會造成神經細胞缺氧、神經麻木，使電性訊號無法有效傳導到目的地，也令中樞無法有效地調節血液供給；血液供給不良又進一步抑制神經傳導能力，造成惡性循環。

缺氧、循環障礙、神經退化，這三者彼此間有「連動關係」，所以中醫認為「氣血相依」，氣滯造成血瘀，血瘀也導致氣滯，任一者長期惡化就會造成「氣血兩虛」的病症。這種氣血兩虛的惡性循環，不只發生在癌症患者身上，連許多慢性疾病及亞健康者都有類似的問題。這種連動關係某方面來說是缺點，但反過來說，只要能改善其中任一項，也能帶動整體提升。

血管神經與身體保健

因為氣血相依，當我們把情緒穩定、心思沉靜下來時，就能發揮改善身體健康的功效。有許多理論可以解釋這個現象，但若從「血管神經學」的角度來看，當我們忘卻煩惱或暫時擱置時，大腦原本有限的神經能量就可以被重新分配，把原本用於「煩惱」的神經能量用來改善機能、強化受損部位的血液循環，故而有幫助身體恢復健康的效果。

過去西醫看人體，視其為由蛋白質所組成的機械、生化結構，但隨著這些年對大腦及神經系統的瞭解，我們突然發現人體更像是現代的汽車，充滿了大量電子控制技術、微電腦系統及自動化功能，它內部的電子系統極其重要且複雜，即便只是訊號傳送不良就能造成大問題。

當汽車的電子系統老舊、損耗，會導致車子愈來愈耗油、油門不順、點火效率不高、換擋不暢、動力不足等問題。人體也一樣，當生物電性活動的強度不足或傳訊不良時，將降低身體運作的效率，導致疾病發生。

身體的總能量及總體機能是有限的，而且會隨著年齡或器官所受過傷害、損耗而逐漸下降，某方面來說，人體的自癒能力有賴這些電性訊號的強度及傳導，以及健全的血液循環，它們本身就是自癒能力的一部分。

現在我們已經知道，血脈之力即動脈內部的電性活動，以及外部用於協調動脈輸送血液的神經訊號，在這個基礎上，中醫過去難解的抽象描述也能藉此得到具體解釋。強化血脈之氣將有助於強化血液循環、提升自癒能力、幫助維護健康，但這只是一個立足點，接下來我們要繼續研究如何提高血脈之氣，幫助改善血液循環。

註解：

1, 2. Isabelle Brunet et al., Netrin-1 controls sympathetic arterial innervation, The Journal of Clinical Investigation, 2014.

3. Cheryl C. H. Yang et al., Dynamic Regulation of Arterial Blood Pressure from the Brainstem, Tzu Chi Med J, 2003.

4. 楊靜修等〈腦幹調控血壓之動態性質〉，慈濟醫學，2003年。

5. 鑑諸於內臟器官的神經生理反應，我們逐漸從視器官為一種生化機械構件的傳統觀點，轉為將之視為有其意識的生命體。當然這種意識只能說是第零階意識，能自主地依外部參數（例如溫度）來決定其行動，仍遠低於我們具有時空關係及未來模擬能力的第三階意識，但這種生命體模型較機械體模型更接近實際情況，也可以更好地解釋臟腑間分工互動的現象。

6. Colin N. Young et al., In vivo assessment of neurocardiovascular regulation in the mouse: principles, progress, and prospects, Am J Physiol Heart Circ Physiol, Fig. 1, 2011.

7. 人工心臟容易導致末梢循環不良的原因，還包含容易形成血塊，以及接口處動脈壞死的問題，所以並不只是循環推力的因素。

8. 壓力荷爾蒙這些與奮性化學物質，雖然能強化生理、心理的警覺性，振奮精神、亢奮情緒，使我們進入戰鬥狀況以因應挑戰壓力，但長期過量會導致體力透支、過度刺激交感神經，因而誘發精神疾病，並使神經細胞退化。

第四章
生物電磁場與射頻微波的應用

二〇一四年四月，一個年輕女孩發生車禍，腳掌上被刮掉一大塊皮肉，甚至露出骨頭。醫生盡全力幫她縫合傷口，每日數次消毒、注射血管擴張劑，但腳趾頭卻壞死發黑，不可挽回。截肢，成為唯一的選項。

■補氣名藥「人參」與神經活性

生物的電性訊號雖然微弱，卻參與並影響身體絕大多數的生理反應。在血液循環的世界裡，往返於腦幹、心臟、血管、內臟之間的神經電性訊號，積極參與了血液的流動、分配與灌注。若欠缺這些電性訊號將導致心律混亂、血液滯流、器官缺氧，細胞病變壞死；相對的，若能恢復或提高這些神經訊號（血脈之氣），就能改善因血液循環不良引起的生理不適或病變。

要如何強化神經訊號以改善血液循環呢？不論是中醫或是西醫，既有可用於活化神經及大腦的方法都很有限，主要依賴藥物。人參是中醫的補氣名藥，在現代藥理研究中，人參皂甘被發現有以下功效：提高神經細胞對外界刺激的敏感性、增加腦細胞氧氣供應及其調節能力、提高神經細胞活性及中樞調節能力、促進修復受損神經細胞、加速促進神經細胞生長因子的合成等。但由於人參價格昂貴，雖然效果很好，並不利於普及，我們在初步研究後很快便放棄這個方向。

■藥氣與電子藥物

除了用藥物來強化神經活動之外，另一個可能的新技術就是生物電磁場[1]。生物因為體內有大量電性活動，因此生命現象與電磁場之間有十分密切的關連，舉例來說，人體內有許多電化學反應，例如活躍於大腦的腦電波（腦神經細胞所產生的電波，以控制身體器官及產生思想、情感）；奔馳於神經的電流、控制心臟搏動的電性訊號（心電圖上顯示的電壓、電流訊號，控制著心肌收縮）；幫助腸胃肌肉蠕動的自律電位（腸道平滑肌細胞所產生電壓電位，以控制腸道蠕動）等，都屬於常見的生物電磁現象。

研究生物電磁場，例如用電極刺激肌肉收縮，已經有很長的歷史，這些電磁場對於生命的重要性不亞於我們所熟知的生化反應（例如，消化酵素如唾液、胃液分解食物）。生命現象伴隨著電磁場，也受內外電磁場影響，這種互動現象很早就被人類發現，但具體應用直到近十多年才突飛猛進。

蘇聯可能是最早有規模地進行生物電磁場相關研究的國家，推估三〇～四〇年代就已經開始。他們後來在冷戰期間研究超能力，例如以雷達收集腦電波來解譯的讀心術；或是研究心智控制，例如利用微波脈衝（脈衝是指電子技術中，一種像脈搏似的短暫起伏的電衝擊波，Microwave plus）射入腦中干擾思考，這些技術其實都與生物電磁場有關。這些研究後來在軍事領域幾乎毫無所獲，反倒在生物、醫療及生理檢測的領域上得到應用的機會[2]。

我（張安之）當年到莫斯科留學時，由於主攻技術移轉，因此曾到國立莫斯科醫科大學瞭解教授們研發的生物電磁波醫療器材，當時就已經有「電子藥物」的概念。相關的研究起源於他們發現有時病人並不需要把藥物吃下肚，只要帶在身邊就能發揮藥效，因此做出非常大膽的假設：「藥物本身發出的電磁波是否就具有療效？」坦白說，如果是一般人這麼說，當時的我一定嗤之以鼻，但莫斯科醫大是歐亞最權威的醫學院之一，這些教授們也不是嘴上說說，早就連儀器都開發出來了

（圖十三），什麼樣的疾病就用對應的電磁波組去照射，感冒、肺病、心臟病等應有盡有，而且治療費很貴，照一小時就要一百美元（當時莫斯科教授的基本月薪大約兩百～三百美元而已）。

那時頗嘆服他們的創見，後來才知道，原來中醫早就有「藥氣」一說，認為藥物除了可以用吃的進入脾胃之外，其本身具備的「氣」也有治療效果。這一、兩年，成功大學電機系研究團隊也成功破譯青霉素的電磁波組，並證實單靠照射低頻弱能的青霉素電磁波就具有抑菌效果[3]。除了成大之外，也有其他研究團隊在這個領域頗有斬獲。目前知道這種「電子藥物」研究的人不多，但它確實具有低成本、低副作用、高客製化、高即時性、能動態調整的優點。

已經有團隊研究並構想把藥物或能幫

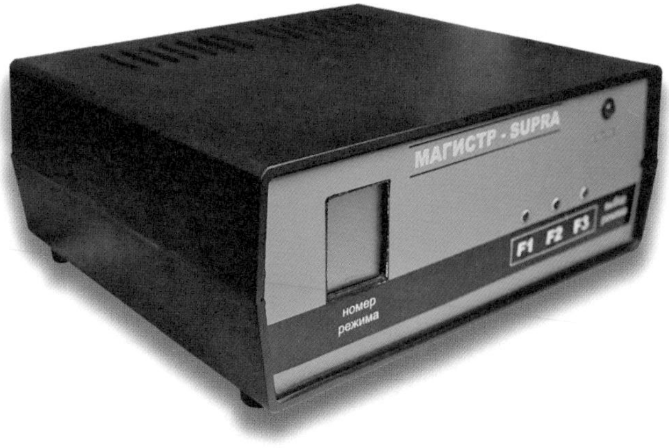

圖十三 生物電磁儀

助健康的電磁波組，像網路音樂庫一樣存在雲端，然後依據我們身上的配戴裝置所蒐集的生理資訊，配合數據分析及線上醫師的建議，把特定的電磁波組下載到配戴裝置上播放，就像隨身聽一樣，例如你今天精神不好就聽千年人參的「軍隊進行曲」，明天吃壞肚子就改聽大腸桿菌的「殺無赦」，只是聽眾不是耳朵，而是細胞。

這種電子藥物是否能取代生化藥物呢？應該不致於。生物的電磁現象是已經確認的事實，但生化反應仍是生理現象最重要且最主要的基礎——只不過它不再是「唯一」的機轉，而變成與生物電磁反應並列。電子藥物雖不能取代生化藥物，但兩者的搭配將可以減少原本生化藥物的劑量，從而達到提高療效、減低副作用及降低醫療成本的輔助效果，並在亞健康及預防醫學上帶來正面的幫助。

■射頻微波能提高神經電導

當我們選定以生物電磁場來做為「加強神經訊號以改善血液循環」的技術核心後，便開始尋找「能加強神經訊號的生物電磁波組」。所謂的生物電磁波組，指的是能對生物產生作用的電磁波，這些生物電磁波像是一百億種不同的草藥，每種都可能對身體的某個部位產生某種影響。這和神農嘗百草有些類似，是一件浩瀚的工作，因為已知可以產生生物電磁效應的電磁波，頻寬橫跨極大範圍。另外，生物電磁波的作用對象，小從基因、蛋白質分子，大到生物組織都可能發揮作用[4]，要選擇什麼波組、用在哪一個標的以產生怎樣的作用，是困難的選擇題加上配對題。我們分析既有的學術研究、市場產品、當年從俄國技術移轉回來的儀器，並在陽明大學腦科學研究所謝仁俊教授的指導下，選擇以「射頻微波，RF Microwave」做為技術的核心原理，以大幅度縮減可能的選項。

射頻微波是指頻率位於三〇〇MHz～三〇〇GHz之間的電磁波[5]，常應用於無線通訊領域。射頻微波的生理特性是「能對導電性不良的生物組織，引起其電性和磁性的極化，藉以改變組織的電導性，降低組織的介電常數」。介電常數類似電阻係數，指的是電場在形成時，於介質內所受到的阻力量度，會影響生物組織原有的電位變化或電流傳輸的阻抗（圖十四）[6]。簡單地說，生物體內的電性訊號在傳送時會承受一定阻力，射頻微波具有降低這個阻力的作用，使這些電性訊號的傳導更有效率、更不會在傳訊途中被阻擋。

此一特性使射頻微波很自然地與大腦及神經系統產生密切關連，因為神經細胞最主要的電性活動就是膜電位變化與突軸內的電流傳導，和射頻微波的主要作用有關，如果訊號傳送路徑的阻力被降低，訊號傳導的損耗就下降，訊號的強度就能被提高，神經的傳導也不易中斷。簡單地說，神經的電性訊號變強後，使中樞更容易調控全身的生理變化。

如同第二章、三章所述，神經訊號與血液循環有關，因此射頻微波這種「能強化神經訊號的效果」可以幫助改善血液循環障礙：例如當某人因為神經細胞退化，使神經傳導的阻抗變強，此時神經訊號（血脈之氣）將會減弱，並導致動脈的電性活動異常，這不僅導致血液流動困難，也影響全身血流量調節，甚至造成小動脈上的微血管前括約肌因收不到神經訊

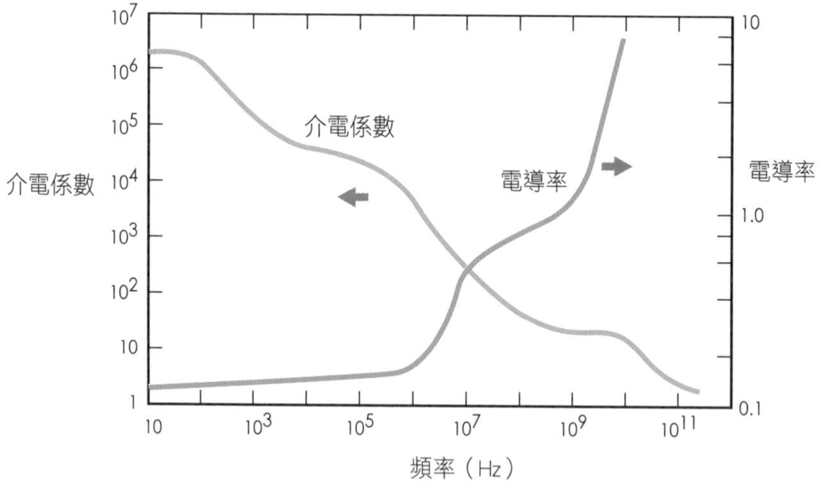

圖十四 射頻微波與生物電導性

號而發生異常閉鎖，導致局部缺氧。若能降低神經的傳導阻抗，便能改善神經訊號的傳導，強化神經訊號（強化血脈之氣），打通氣脈以改善血液循環。

研究發現，用七〇〇Hz的電磁波可以使青蛙的坐骨神經興奮性增加一五%，若改用三GHz射頻微波連續照射青蛙的坐骨神經，使神經細胞興奮時的傳導速度提高一六%±四・五%，動作電位振幅亦發生改變。而將青蛙的坐骨神經用一〇GHz的電磁波照射，亦發現神經的興奮性增加。用一二〇〇MHz的射頻微波照射麻醉實驗鼠的大腦，結果也發現腦神經細胞活性增強。而使用九六〇MHz的射頻微波，能提高實驗鼠的腸道蠕動及心律機能，研究者認為這是由於自律神經導電性被強化的緣故[7]，而在對照實驗中發現，若是用藥物阻斷自律神經的傳導作用時，這種現象就會消失，可見得發生作用的原因與神經的活化有關[8]。一九九一年，俄羅斯的研究使用三GHz的電磁波照射實驗鼠，也發現能提高神經的活性[9]。許多實驗表明：有功能性血液循環障礙的組織器官，透過射頻微波脈衝可以調節自律神經的功能，促進血管張力恢復，改善供血，也可使心肌的生物電活性及收縮功能得到改善[10]。這種變化與傳統認為的熱效應是不同的，因為和傳統的微波熱療儀相較，新技術所消耗的功率只有傳統的千分之幾而已。

但並非所有的頻率都是有益的，曾有研究顯示用二四五〇MHz的射頻微波照射實驗動物，一週後解剖，發現下丘腦細胞發生腫漲和壞死的現象，也造成腦中樞神經活性的下降[11]。所以生物電磁波對於人體，就像神農嘗百草一樣，有的有益，但有毒的也不少。

目前仍不斷有「射頻微波的生物效應」的研究新成果出現，除了傳統「組織電性調變」的理論之外，也有研究認為「射頻微波的效能來自能改變水分子團結構，因而影響細胞膜通道的性質」，也有認為與神經細胞的「鈣離子流」有關，或是研究「改變神經細胞的靜息電位，促進極化」。不論如何，生物電磁學是當前醫學研究的重點項目之一，相關研究也曾獲人類前端科技計畫的贊助[12]。

■射頻微波晶片：提高電訊傳導效率

二〇一三年，在團隊的合作努力下，我們開發出「射頻微波晶片」樣品。這個晶片將複數個證明有效的「射頻微波波組」燒錄到積體電路晶片當中，新的積體電路科技使原本體積巨大的儀器得以被縮小，讓它更易於隨身配戴。晶片配上一組天線電路，利用無線充電的原理，源源不絕地吸收環境中的電磁波來做為驅動晶片的電能，並將這組波組射向神經，以提高神經的電性活動；就像把汽車老舊的電子系統換新能提高引擎效能一樣，簡單地說，我們預期它將具有能夠強化神經訊號（血脈之氣）以改善血液微循環的效果。

晶片完成之後，我們開始為許多有高血壓或高血脂的試用者進行測試，在全身性的血流速方面，透過心臟內科的儀器顯示，發現對於原有動脈血流速偏低的患者，配戴晶片八分鐘後能增加約九・五％的血流速（圖十五）。有意思的是，雖然血流速有所增加，但血壓值及脈搏數反而下降，因此可知其對於血流的改善並非來自於增加心臟的負擔。對照組方面，同樣的實驗改由健康的人來配戴晶片，則血流速並沒有明顯改變，因為健康的人並沒有缺氧的問題，所以不需要提高血流速的緣故。從結果可知其並非強制性地增加血流量，只是被動地幫助大腦中樞調節，並不會干擾身體正常的調節作用。

在改善末梢血液循環測試方面，發現九〇％的受試者在十～十五秒後增加微循環的血液流速，而且因為是透過神經系統的作用，因此有全身性效果，不需要頭痛戴頭，腳痛戴腳。也透過觀察老年人手腳末梢皮膚的狀態來評估，在數個原本手腳皮膚乾燥、多皺的案例中，發現配戴晶片三天後，指尖乾皺的現象都有明顯改善（圖十六）。這些研究及案例分析，證實晶片確實具有改善微循環的功效。

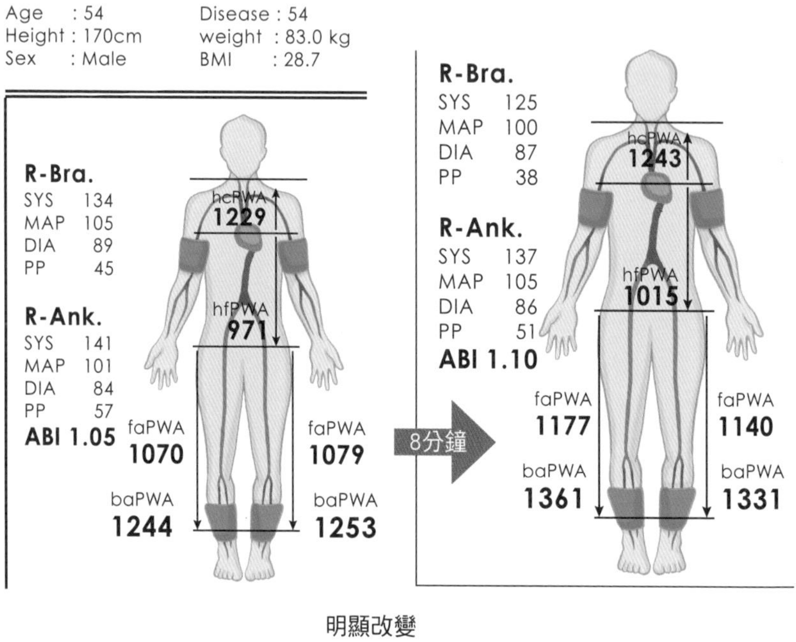
Age : 54
Height : 170cm
Sex : Male
Disease : 54
weight : 83.0 kg
BMI : 28.7
R-Bra.
SYS 134
MAP 105
DIA 89
PP 45
R-Ank.
SYS 141
MAP 101
DIA 84
PP 57
ABI 1.05
hcPWA
1229
hfPWA
971
faPWA
1070
faPWA
1079
baPWA
1244
baPWA
1253
8分鐘
R-Bra.
SYS 125
MAP 100
DIA 87
PP 38
R-Ank.
SYS 137
MAP 105
DIA 86
PP 51
ABI 1.10
hcPWA
1243
hfPWA
1015
faPWA
1177
faPWA
1140
baPWA
1361
baPWA
1331
明顯改變

圖十五 動脈血流速檢驗報告（五十四歲男性患者）

■慢性痠痛與發炎的功效檢驗

另一個檢驗晶片能否改善微循環的有效方式，是觀察對慢性痠痛的幫助。因為大多數肌肉、關節的慢性痠痛都與微循環障礙有關。

慢性痠痛常發生於韌帶、肌肉或肌腱，因為受到外力扭傷、挫傷；或是搬運重物、長時間重複相同動作，或長期姿勢不良而造成肌肉過度使用而拉傷，導致組織撕裂及出血，此時如果周邊循環良好，尚能慢慢將之清除；如果循環不佳，就會造成瘀血，令周邊缺氧，造成乳酸堆積。長期的乳酸堆積會導致細胞水腫、組織酸

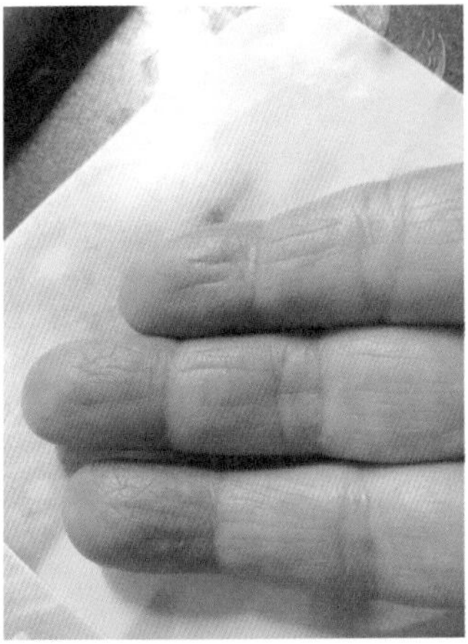

使用前

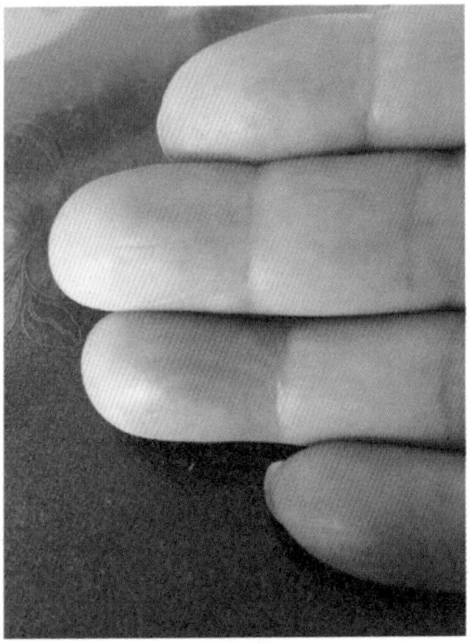

使用後

圖十六 配戴晶片前後圖

中毒，進而引起發炎、腫漲及疼痛的發炎反應。更嚴重的微循環障礙甚至會導致神經因缺氧而麻木，所以這種慢性肌肉關節痠痛的情況中，患部病情的嚴重程度依著痠、痛、麻、木的次序逐漸發展，嚴重時，組織會僵硬如木，不論伸展或運動都有困難，例如板機指就是典型。

所以肌肉關節慢性痠痛的治療或復健，必須透過集中、持續、深入的方式來改善患部的微循環，否則乳酸會再堆積回來，造成病情反覆。這是測試晶片很好的項目，可以有效證明是否真能持續改善微循環，而非一時的心理作用。

晶片在慢性痠痛上的效果非常明顯，試驗的效果甚至優於紅外線復健及針灸，一般只要一天就有明顯的自覺性改善，這是因為新技術能二十四小時不間斷地促進微循環，而且不限於皮膚表面，對深層肌肉和關節都有作用，這唯有透過神經傳導這種全身性的機制才能達到。例如我的助理秀瓊過去天冷時手臂、手肘就會又痠又麻，得常去針灸，但她充任白老鼠後（笑），就不再有這個問題了；另外，在板機指的案例中也有幫助。在類風溼關節炎及僵直性脊椎炎的案例中，晶片固然不能處理自體免疫過剩的問題，卻有效地改善局部因發炎引起的微循環障礙及痠痛問題，其中一位患者還因此成為我們在中國的合作伙伴。

傷口癒合的應用

二〇一四年，我們認識了一位陳醫師，他好朋友的女兒在車禍中受到很嚴重的傷害，近三分之一的腳掌皮肉在車禍中被刮掉，傷口縫合後不到一個月，末梢開始發黑壞死，面臨可能得截肢的危險。在我們的建議之下（坦白說他們當時也沒有其他選擇），陳醫師把剛開發出來的晶片電路用ＯＫ繃貼在女孩的手臂上，很快的，她的腳面開始有紅色的血管出現，一些青紫色的瘀血漸漸褪去，腳底積水明顯減少，這些都是循環在重建的表徵。在眾人悉心照顧之下，女孩寄給我的照片中，僅剩小趾頭一些死皮尚未剪除；當我正在寫這個案例的此刻已幾近全癒。（編注：此案例有三張照片，忠實呈現出剛受傷的傷口到使用晶片後的對比，請自行衡量是否點閱，連結位址QR CODE在本頁左下方，上圖。）

另一個傷口癒合的案例是知名演員劉克勉先生。二〇一五年六月，他因為視網膜剝離進行了相關手術，原先預計需要三個月的癒合期，結果在配合使用晶片幫助癒合後，短短三個星期就恢復到可以復工拍片；不到兩月便完全恢復，癒合期較醫師預估的三個月，縮短了約五〇%[13]。（編注：這個案例有兩張照片，請自行衡量是否點閱，連結位址QR CODE在本頁左下方，下圖。）

由於幫助傷口癒合上有良好效果，我們開始將注意力放到糖尿病的領域。糖尿病的併發症主要來自於微血管萎縮及病變，包括視網膜退化、神經細胞退化、腎臟功能退化、下肢麻木及傷口癒合等問題，都是因為血液循環有障礙。換言之，若能幫助糖尿病患者的微血管再生，就能一定程度減緩這些併發症的傷害。另一個測試中，我們也發現某位中度糖尿病患者的甲壁微血管床，兩週後從原本退化萎縮的狀態，增生出新生微血管，明顯改善微循環（圖十七）。受到此案例鼓舞，我們與某醫療單位合作，協助糖尿病患者傷口的癒合。

■改善氣血的驚人效果

對於這個新的射頻微波晶片，雖然初步有許多成功案例，內容也不僅限於傷口癒合，還包含高血壓、心律不整、癌症、聽力退化、高山症、慢性肌肉關節炎、扳機指，甚至是自律神經失調、失眠、情緒障礙等，但我們想特別強調一點：這個技術雖然獲得一些成功，但還有許多驗證工作和研究需要繼續努力，現階段只視之為能有效輔助醫療以及發揮保健作用的技術。

這些研究和案例讓我們理解中醫為何如此重視氣血，因為「氣血」二字固然人人聽過，但「氣血的奧祕」卻未必人人清楚，而改善氣血所帶來的自癒效果卻這麼驚人。坦白說，我們原本只想研發替代或減少癌症發生的血液循環藥物，沒想到有這麼好的效果，或許是因為在漫長探尋中無意結合中西之長的緣故。

許多人也發現使用晶片之後，精神和體力明顯地增強，因為身體機能的運作更具效率，自癒及自我調節的能力也得到加強，有如長期鍛鍊氣功的效果。這樣的新體驗確實已經改變了我們過往的想法，從偏重西醫的生化反應，到現在也重視中醫的全身性調節及氣血理論，不時還會用顯微鏡幫自己或家人檢

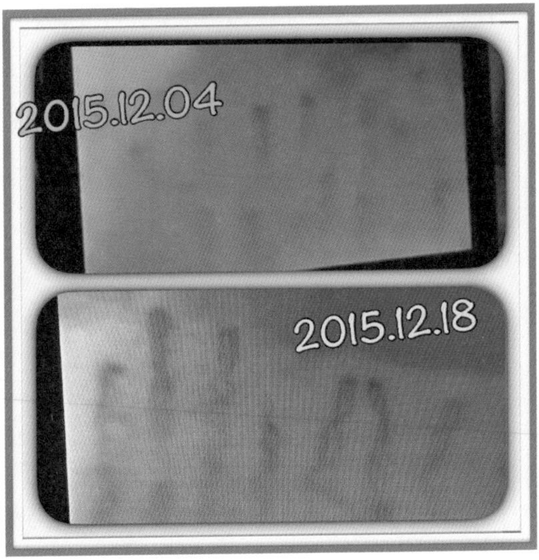

圖十七
糖尿病患者
微血管新生

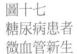

驗一下微血管，不僅因為預防勝於治療，更因為這種保健策略似乎帶來抗老化的效果。按中醫的概念，人老氣衰則體弱，若能透過這個技術將「氣」——也就是神經活性——拉回十年前的年輕狀態，改善循環及供氧，是否也會帶動生理機能回春呢？

這些建立於神經傳導與微循環間的新醫學科技及案例，不只揭示氣血的奧祕，也建立了中西醫在深層理論層次上交流印證的橋梁，並發現許多慢性疾病的預防保健及輔助治療可以透過「改善氣血」（也就是改善神經及循環）來達成。

我認為神經在血液循環中扮演的角色極為重要，有兩個原因：第一，銜接動脈與心臟間的協調作用，使血液流暢地運行，即文中所謂的「接力模式」；另一點是依據組織的代謝強度，進行血流分流、配給。這兩點在第三章有清楚敘述，是中醫或西醫都未曾清楚指出的。

在神經對血液循環具有重要性的前提下，若神經內的訊號衰弱，不論是什麼原因所致，必定影響血液循環。反之，神經亦需要血液供給能量，因此血液循環惡化也會先降低神經機能，而後使血液循環更加惡化。所以，神經機能的衰弱是關鍵的原因，若能強化神經訊號，即可改善血液循環。射頻微波晶片的作用即是透過降低神經阻抗，達到強化神經訊號的效果。

註解：

1. 生物電磁場是指生物自身所具有的電磁場，也有人稱之為生命場或能量場。生物電磁場效應主要研究生物系統與電磁場的相互關係和相互作用，與生命科學、環境科學、生物醫學工程學以及電磁學都有密切關係。

2. 姜堪政、袁心洲，《場導發現─生物電磁波揭密》，中國醫藥科技出版社，2008年。

3. Yin-Lung Ke et al., Influence of electromagnetic signal of antibiotics excited by low-frequency pulsed electromagnetic fields on growth of Escherichia coli, Cell Biochem Biophys, 2013.

4. 宋濤等，《生物電磁特性及其應用》，北京工業大學出版社，2008年。

5. 也就是在各種電磁波中，每秒振盪頻率在三億次到三千億次的那一些電磁波。一般無線基地臺所用的頻率是九億次或十八億次（900MHz，1.8GHz）。

6. Electric properties of tissues by D Miklavcic, N Pavselj, F X Hart Wiley encyclopedia of biomedical engineering, 2006.

7. Gregory R. McArthur et al., Microwave radiation alters peristaltic activity of isolated segments of rat gut, Radio Science, 1977.

8. James R. Reed III et al., Microwave irradiation of the isolated rat heart after treatment with ANS blocking agents, Radio Science, 1977.

9. Navakatikian MA et al., The status of the higher nervous activity in animals exposed to microwaves in conditions simulating the intermittent work of radiolocators, Gig Sanit, 1991 .

10. 龐小峰，《生物電磁學》，國防工業出版社，2008年。

11. M. G. Shandala et al., Study of Nonionizing Microwave Radiation Effects upon the Central Nervous System and Behavior Reactions, Environmental Health Perspectives, 1979.

12. 宋濤，《生物電磁特性及其應用》，北京工業大學出版，2008年。

13. 感謝劉克勉先生願意無償分享案例，並提供照片供本書做為科普推廣使用。

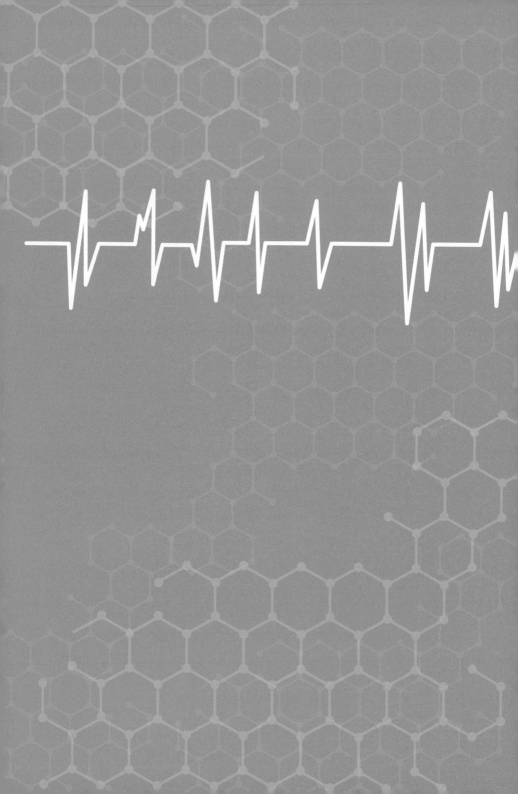

【第二篇】

微循環與慢性病

第五章 微循環障礙與高血壓的發生
第六章 血糖異常、高血脂與肥胖
第七章 代謝症候與微循環障礙
第八章 血管新生與癌症
第九章 血流速與血栓形成
第十章 情緒失衡、精神官能症與失智症

|第五章|

微循環障礙與高血壓的發生

某天餐會，他正大聲地向大家敬酒；下一秒劇烈頭痛襲來，痛苦地捂著頭，全場瞬間鴉雀無聲，我趕緊拿出晶片，按在他的手腕內側……

■微循環與慢性疾病

高血壓可分為「原發性高血壓」及「繼發性高血壓」兩大類。絕大多數患者中，高血壓的病因不明，稱之為原發性高血壓，占總高血壓人口九〇%以上。臺灣的高血壓就診人數約為三百五十萬人，意謂著全臺有超過三百萬人每天為了不明病因而服用高血壓藥物；臺灣的洗腎人口一直居高不下，不得不說藥物濫用是亟需探究並改進的問題。

長年以來，國人的十大死因之中，腦血管疾病（腦中風）、心臟疾病和糖尿病一直「名列前茅」，若再加上蟬聯多年榜首的癌症，這幾種疾病便占了過半的死亡人口。除此之外，老年失智症（包含阿茲海默症及巴金森氏症、失智症）也是另一個新崛起的威脅。在美國，超過六十五歲的人口中約有五%罹患阿茲海默症，每年更有十萬人死於阿茲海默症。依據世界衛生組織二〇一二年四月發布的報告，估計全球目前有三千五百萬的失智症患者，並且以每年七百萬人的速度增加。失智症在臺灣的比率也很高，依據衛福部統計，目前約有二十二萬失智人口，也就是每百人中就有一人面臨失智的困擾，衛福部也預估到了二〇三〇年，臺灣失智症患者將會倍增至四十七萬人左右[1]（圖十八），造成嚴峻的老年看護問題。

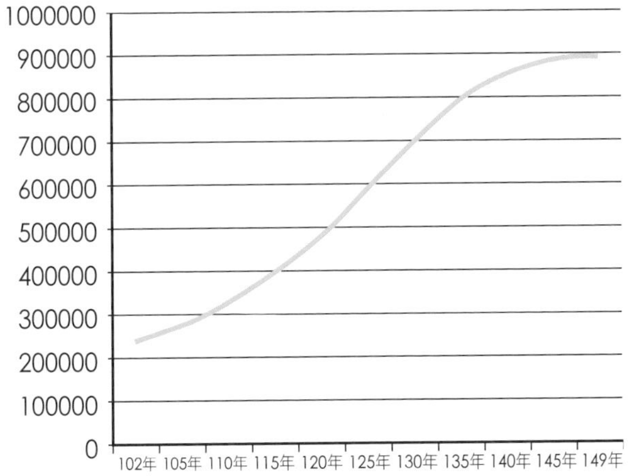

圖十八 102～149年臺灣失智總人口推估

這五種疾病，除了對經濟、健康、家庭、生活造成重大負面影響之外，還有一個共通點：病因複雜，極難治癒。目前臨床上的醫療主要還是以「指數控制」為主，例如控制血壓值、血糖值、血脂值等治標不治本的作法。但看似風馬牛不相關的疾病，包含癌症、腦血管疾病、心臟疾病、糖尿病、失智症之間有一個隱藏的共通點——與微血管床（Capillary Bed）上的「微循環障礙」有著密切關連。

■微血管與微循環

過了一會兒，他的頭痛似乎緩和多了，我好像聽到鬆了一口氣的聲音。

「那是什麼？和頭痛穴道有關的嗎？」他問道。

「這解釋起來很麻煩，簡單講是幫助微循環。」

「應該不會吧？我才剛做過動脈硬化檢驗，一切都很正常。」他回答。

動脈就像馬路底下的大自來水管，微血管就像家裡水龍頭的小水管，可想而知，動脈暢通並不等於微血管暢通。對於血液循環，人們經常把「大循環」與「微循環」混為一談，觀念停留在「一顆幫浦加上自來水管」以及「裝了幾根支架」的階段。成千上萬的人為了健康、體態、防病、抗老，每天花費很多精力來養生保健、鍛鍊心臟和肌肉，也花費大量金錢購買保健食品來「顧血管」，卻常忽略細胞最關鍵的生命線——微血管床。

微血管床之所以重要，是因為它是身體唯一可以循環交換之處。不論是動脈或是靜脈，它們的血管壁都由數層細胞及纖維所組成，動脈內甚至還有平滑肌組織，血液中的氧氣、營養物質及生化激素，無法直接穿透這麼厚的血管壁而達到組織細胞。唯一能肩負起這些物質交換的平臺，就只有「由一層血管內皮細胞所構成，使氣體、物質容易滲透交換的微血管」而已（圖十九）。

微血管床（圖二十）指的是一組由許多微血管構成的網絡，它們緻密地穿梭於組織內，將血液中的氧氣、營養物質、生化物質輸送到全身內臟器官的每一顆細胞，並排走細胞的代謝廢物；此外，微血管是白血球在體內移轉的主要通道，對免疫也很重要。病灶附近的微血管床是血液中白血球出發去攻擊病原體的主要基地，大量的白血球穿出微血管，抵達病灶附近，消滅其中的病原體或是癌細胞。而組織中的抗原表現白血球在結合病原體之後，還會進入淋巴管並循環至淋巴結，讓淋巴結中的B淋巴球根據這些抗原製造相對應的抗體，最後再流回靜脈中，形成全身性的免疫防禦。就像廚房的流理臺，既有水龍頭送來乾淨的自來水，也有排水孔供汙水流走，這些發生在微血管床上的交換現象就是「微循環」。某方面來說，真正

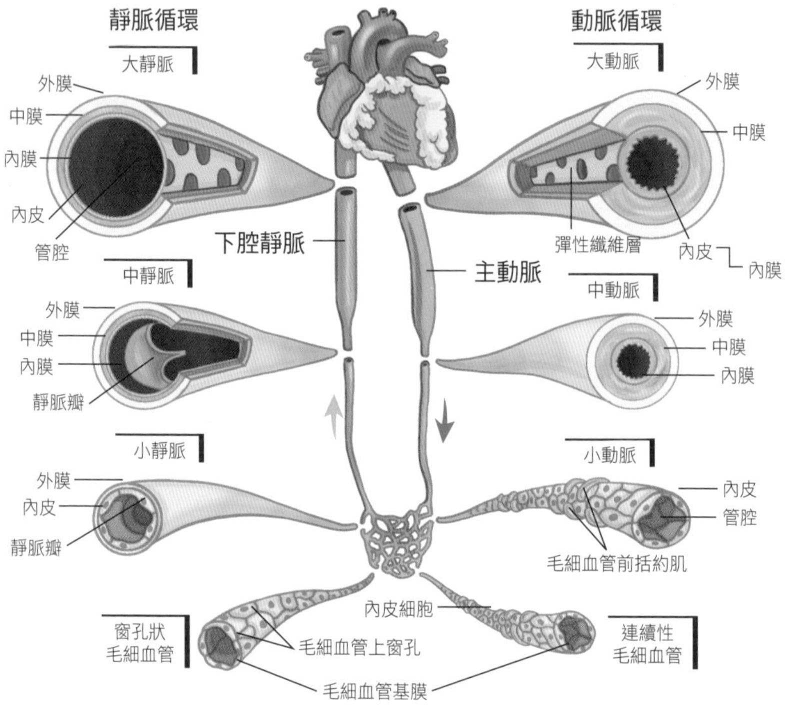
靜脈循環
大靜脈
外膜
中膜
內膜
內皮
管腔
中靜脈
外膜
中膜
內膜
靜脈瓣
小靜脈
外膜
內皮
靜脈瓣
下腔靜脈
動脈循環
大動脈
外膜
中膜
彈性纖維層
內皮
內膜
主動脈
中動脈
外膜
中膜
內膜
小動脈
內皮
管腔
毛細血管前括約肌
內皮細胞
窗孔狀
毛細血管
毛細血管上窗孔
毛細血管基膜
連續性
毛細血管

圖十九　各級血管的結構

直接影響細胞存活的關鍵，其實是不起眼的微循環。如果大動脈像埋在馬路下的大自來水管，微血管就是成千上萬、供應家家戶戶自來水的小水管。大動脈固然很重要，但如果廚房的小水管堵住了，就算大水管再怎麼暢通也無濟於事。

微循環的基本功能有以下：進行血液與人體每顆細胞間的營養補給、氧氣供予、廢物排洩、維修汰舊，也是免疫反應的主戰場。就像工廠機臺需要有導電性良好的電線、穩定的電源、充足的原物料供應，並妥善處理廢棄物，以保證能正常運作。所以健康的微血管床的血流量會與內臟器官的日常工作量（代謝水平）相當。我們可以說，微循環是

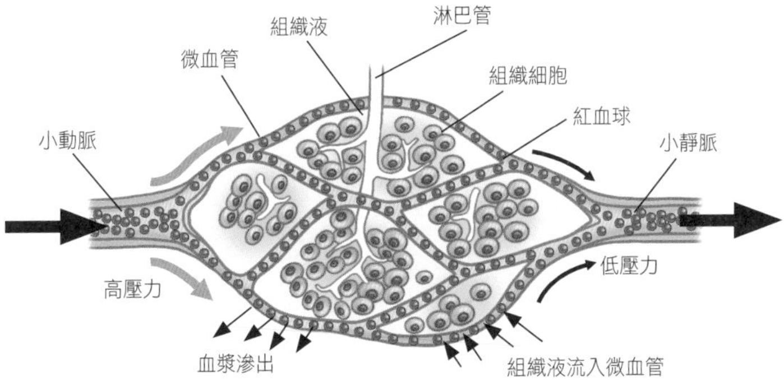

圖二十 微血管床

維繫細胞健康最重要也是最基本的生理現象，如果發生障礙會直接影響器官的生理功能，甚至造成病痛。例如頭痛、頭暈，或者是記憶力衰退，往往就與頭頸部的微循環發生障礙，導致大腦缺血有關。

■微循環障礙的發生

為什麼會發生微循環障礙呢？如第二章、第三章所述，神經傳導不良會使血液循環能力下降，導致血流速不足、血流量調配異常，進而引起微循環障礙。除此之外，還有幾個原因也會加劇微循環障礙的發生：

一、微血管堵塞

微血管管徑極細，只有頭髮的十分之一到二十分之一左右，某些小微血管甚至窄到比紅血球還小，使得紅血球必須壓縮變形才能順利通過，因此當血液過於黏稠，或是血液中的致炎物質（例如抽菸時的尼古丁、酒精等都會導致發炎，因此稱為致炎物質）過多，造成微血管損傷，引發血小板的凝血機制，都很容易使微血管出現淤塞或微血栓，阻礙血液流動。

二、微血管受損

微血管很脆弱，容易因組織外傷、發炎或感染而受損。特別是運動或外力撞擊所產生的內出血，若沒有得到良好處理，殘留的瘀血容易造成微血管堵塞，降低整個微血管床的「最大供血量」。以運動為例，最大供血量決定了肌肉持續運動的最佳能力，因此微血管受損會使患部在日後機能負荷增加時，容易因供血不足而發生缺氧，而產生痠痛、發炎的現象，並影響運動的表現。

三、情緒及壓力影響血流量的調配

一般來說，在理想狀態下，當組織的氧氣不足或二氧化碳濃度太高時，會刺激血管內的平滑肌擴張血管以增加血流量，但這樣的機制未必總是生效，例如生理上的需求或情緒壓力會促使大腦的血液調節中樞優先將血液送到更重要的器官（例如大腦或肌肉），而無法適時改善其他非立即攸關人體生死存亡的器官缺氧問題（例如免疫系統或消化器官）。

我曾幫一位企業總裁做手指的甲壁微循環檢驗，途中她的手機突然響了，由於談話過程不順利，她講話愈來愈大聲，情緒愈來愈亢奮，我和她兒子看到顯微鏡下原本順暢的微循環，刷的一下就突然停止了，直到講完電話過了十多分鐘後才恢復正常流動。

這種生理變化是因為這位總裁在通話的過程中，下意識地進入「戰鬥狀態」，此時她體內的「交感神經」（Sympathetic Nerve）亢奮起來，並協同某些生理機制將更多血液灌入能幫助「戰鬥」的器官中；至於那些與戰鬥無關的器官血管則會收縮變窄，減少血液流入，所以我們才觀察到末梢血流停止的現象。如果人經常處在緊張、高壓力的狀態下，必然影響全身血液的正常調配，導致部分器官組織的微循環障礙及心血管疾病[2]。

四、交換障礙

前述的微循環障礙都與血流量不足有關，但還有一類的微循環障礙是發生在血漿、微血管內皮細胞、組織細胞之間，屬於物質滲透交換的障礙，例如當微血管內皮細胞受到吸菸的傷害時，會影響細胞膜上的通道及物質交換，例如胰島素抗性（Insulin Resistance）便與此類的交換障礙有關。（胰島素抗性說明，請見135頁）

■微循環障礙引起微血管床的變異

發生微循環障礙後，微血管床也會跟著出現病變，因為氧氣濃度高低會影響微血管床的血管密度[3]，甚至造成微血管病變。

在正常情況下，微血管床中主要的微血管幹道會以一種均勻、直達的形態來構成微血管床的骨架（圖二十一1），以保證血流順暢，它不會故意長得歪歪扭扭而增加無謂的阻力，就像建設高速公路一定會截彎取直一樣。但是，當組織缺氧時會導致細胞發炎，並刺激微血管細胞，向缺氧的方向長出新的芽端（圖二十一2、二十一3），而依缺氧情況的即時變化，有的會長出新的分支直達缺氧部位，或是改變既有微血管走向，延伸到缺氧部位，而呈現出扭曲狀的變化（圖二十一4）。這種長出新血管以改善缺氧現象，一般稱為「血管新生」（Angiogenesis）。

長出新的血管之後又有兩種不同發展：第一種情況，微血管主幹道的供血量恢復正常，含氧量大增時，不再需要這些新生的微血管來幫它提供額外的氧氣，這些微血管分支會慢慢退化，整個微血管床又恢復到之前的情況（圖二十一4-2）。但是如果主幹道的供血量無法恢復正常，這些分叉或是扭曲的新微血管就會一直存在（圖二十一4-1）[4]。微血管床的密度基本上與組織的供氧量呈反比關係。

若我們以手指末梢的甲壁微循環為例（圖二十二），健康的微血管床以髮夾型、直順且寬度適中的血管為主，能降低血管的內阻力，使血液的「灌溉」更具有效率。在輕度缺氧的狀態下，則觀察到血管多呈現扭曲的型態，而且密度較正常為

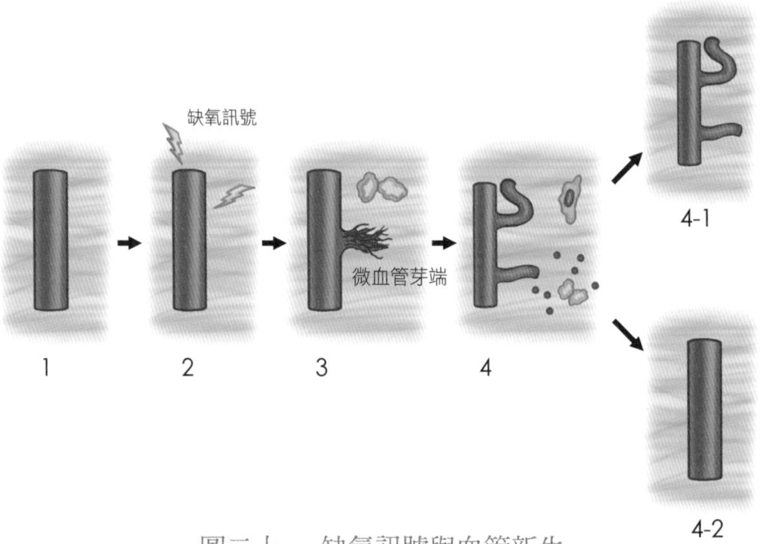

圖二十一 缺氧訊號與血管新生

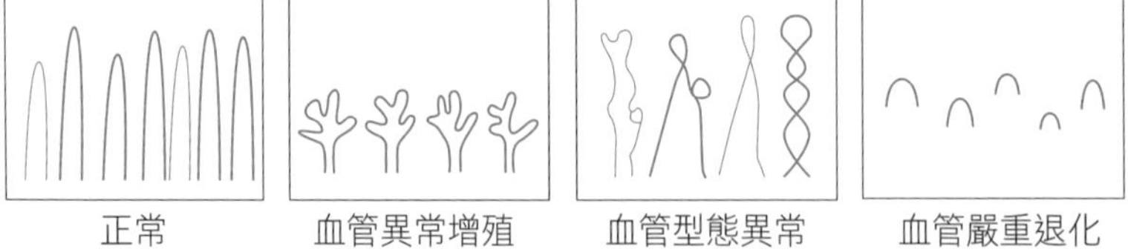

圖二十二 手指末梢的甲壁微循環

高。至於重度缺氧時，微血管床則呈現萎縮的退化狀態。由於微血管床的異常變化往往早於疾病發生，因此微血管床檢驗可以幫助診斷亞健康及疾病。

■微血管床病變導致高血壓

「為什麼我去度假，血壓還是高？」

「這可能是你已經有微血管床異常的現象了。」

器官組織固然可以透過血管新生而增加血管密度，用「以量取勝」的方式來改善缺氧；但天底下沒有十全十美的事，這些新生的微血管會增加整個微血管床的內阻力，狹窄的血管會使血液流動困難，器官只好透過生化訊號及神經系統，促使心臟及動脈更出力，以改善缺血缺氧，當然也就使血壓升高（圖二十三）[5]。

所以度假無助於降低血壓，因為微血管需要生長的時間，整個微血管床的血管密度不可能因為短短兩、三天休假，就從曲折的（偶爾還有死巷）鄉間小路變成快速道路，血壓當然不可能得到明顯地改善。

運動未必能減低血壓

「那運動沒用嗎？」他問道。

我笑了笑：「是不是不管飲食、運動或藥物控制，效果都不理想？」

在多數情況中，保持運動習慣的人會有較好的微循環，但並沒有絕對的關連性，因為運動主要是促進包含心肺功能在內的大循環。運動時通過心、肺、肌肉和皮膚（幫助散熱）的總血流量會增加，但內臟的血流量反而是減少的，所以運動不見得能改善內臟的微循環。前陣子我們的優氧協會幫路跑選手做微循環檢驗時，就發現超過七成末梢微血管型態異常，他

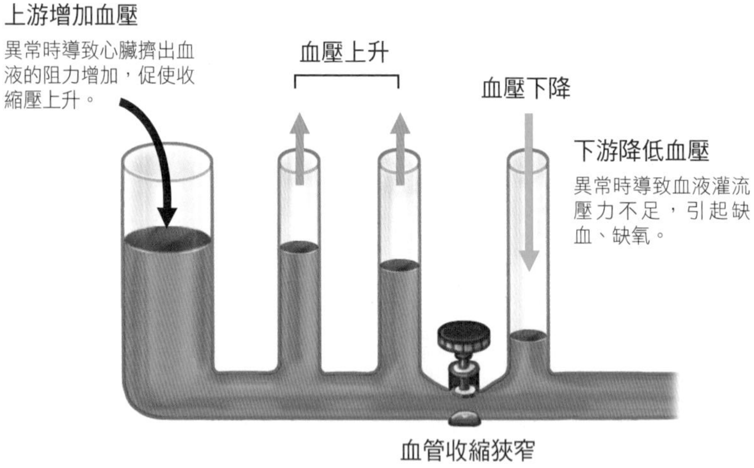
上游增加血壓
異常時導致心臟擠出血液的阻力增加，促使收縮壓上升。
血壓上升
血壓下降
下游降低血壓
異常時導致血液灌流壓力不足，引起缺血、缺氧。
血管收縮狹窄

圖二十三 血管阻力增加與血壓變化

們自己都非常驚訝。事實上，運動時體內會產生大量乳酸、二氧化碳等代謝廢物，也可能造成肌肉、軟組織和關節的微血管破裂而損及微循環。

適度的運動才能達到保健及改善微循環的效果，採用錯誤的方式或強度過高的運動，長期而言反而使某些部位的缺氧情況加劇。

舉例來說，假若一個人平常上班忙碌，下班還有交際應酬，有家庭、小孩要煩心，所以大腦缺氧，內臟也缺氧；他偶爾運動，讓肌肉缺氧，也讓內臟繼續缺氧。如果他總是缺氧，心臟會怎麼做？只好加快心跳、提高血壓，為全身器官提供足夠的氧氣。在這種高負擔的情況下，即便是服用降血壓藥，身體還是會把血壓拉高，以幫助改善缺血、缺氧的現象[6]。

■治療高血壓的盲點——血壓的代償作用

「所以高血壓到底好還是不好？」

高血壓當然不好，但「血壓的提高」其實是身體的一種代償作用。所謂的「代償作用」是指透過加強某一器官或組織的功能以適應或補償生理或病理需要的一種生理現象。換言之，它是身體自動權衡利弊得失之後所做出的反應，在這種情況下，血壓升高即是身體認為較佳的選擇，雖然短期內可以滿足部分器官的需求，長期則必須付出血管硬化甚至鈣化的代價。

中醫視高血壓為一種「陰虛陽亢」的病症，陰虛指的是內臟器官因為微循環障礙，缺血缺氧的虛病狀態；陽亢則是指包含心、肺、肝、脾這些與血液循環、氧氣供應、造血機能有關的器官得要「加班工作」的代償反應。對高血壓，中醫有「活血化瘀法」，或透過熱水足浴改善微循環的根源性治療，在個別研究的總改善率甚至高達九〇%以上[7]。我的一位朋友原本每天早上起床都會頭痛，必須定期服用降血壓藥物，卻導致姿態性低血壓，甚至曾跌倒受傷，但使用射頻微波晶片後短短一週，平均收縮壓就從一七〇mmHg降到一五〇mmHg，之後並持續下降，大幅改善頭痛問題，也減少使用藥物。由這些研究和個案可見改善微循環有助於改善高血壓。

其實許多高血壓患者的身上，特別是收縮壓超過一四〇mmHg的患者，幾乎都有異常的微血管床，嚴重的患者甚至出現微血管床狹窄或萎縮的現象，但他們多半不瞭解微循環障礙與高血壓的關連性，又因畏懼腦中風，不斷服用降壓藥來抑制血壓，這其實無助於改善缺氧，也無助於高血壓——因為血壓愈低，血流速就愈慢，愈容易造成微血管的瘀塞，反而使微循環障礙加劇。

在長期服用降壓藥及微循環障礙的雙重影響下，容易導致體能下降、慢性缺氧，以及心力透支，後期可能會由高血壓又降回正常血壓、甚至是低血壓。當出現這種情況時，代表心力已經耗竭，無法再代償身體缺血缺氧的現象，他們多半會在接下來的幾年內快速老化、虛弱易病、抑鬱、心悸、無力，甚至休克。

高血壓當然不好，但只想降低血壓卻忽略其成因，不是根本之道。降低血壓會使血流下降而導致缺氧，缺氧本身則會造成交感神經的亢奮及其他心血管併發症，因此必須控制得恰到好處，否則反而有害，但醫師不可能替病患二十四小時監控身體的狀態，更不可能動態地調整血壓，導致這種「有害」成為必然。

這種「不論成因，一味降壓」的作法並不罕見，約九〇～九五％的高血壓被歸因於「原發性高血壓」，也就是成因不清楚的高血壓。面對這麼多「成因不明」的病例，長期以來的作法不是找出原因，而是一味吃藥。但是根本的問題沒有處理，終究會出現其他弊病。

以臺灣有三百萬原發性高血壓患者的人數來估計，可能有兩百萬人以上的高血壓是因為微循環障礙，因此必須「先改善微循環」而非一味地服藥，這個新觀念對我們國民健康是很重要的，也確實已經幫助許多人免於高血壓及藥物傷害，希望對您也有幫助。

「那微循環和糖尿病有關嗎？」

「有，微循環障礙會導致胰島素抗性。」我回答。

「但增加血液循環會導致癌症。醫師說治療癌症要抗血管新生，血流太多會幫助癌細胞獲得太多營養。」

「那是舊觀念了。你們確定要在餐桌上討論這個嗎？這樣會消化不良，還是下次再聊吧。」

註解：

1. 資料來源：臺灣失智症協會。

2. Simon C. Malpas, Sympathetic Nervous System Overactivity and Its Role in the Development of Cardiovascular Disease, The American Physiological Society, 2010.

3. Yuval Dor et al., Vascular endothelial growth factor and vascular adjustments to perturbations in oxygen homeostasis Fig. 1, The American Physiological Society, 2001.

4. Alicia G. Arroyo et al., Extracellular matrix, inflammation, and the angiogenic response, Cardiovascular Research, 2010.

5. Franc, ois Feihl et al., Hypertension: A Disease of the Microcirculation? Hypertension, 2006.

6. F Feihl et al., Hypertension: a disease of the microcirculation, Hypertension, 2006.

7. 吳煥林等，〈鄧鐵濤教授浴足方治療高血壓病32例臨床觀察〉，新中醫研究，2001年。

第六章
血糖異常、高血脂與肥胖

「Diana說她連續做一個月的岩盤浴後就瘦了四公斤，這是真的瘦還是水分流失而已？」

「鹽盤浴？這我不曉得，不過粗鹽確實可以吸溼沒錯，臘肉就是這樣做的。」

「不是那個鹽啦，是類似遠紅外線那種。」

「這有可能，微循環障礙本來就會導致肥胖問題。」

■血流量與血糖

許多人把高血糖、高血脂、肥胖症歸因於飲食，我們當然不否認這種說法，但飲食在三高（高血壓、高血糖、高血脂）及肥胖症的成因中，其實只占很小的一部分。

同學的媽媽今年八十歲，今年五月不慎跌倒導致兩支肋骨斷裂，住院十五天，期間血糖指數高達三百多。營養師調配三餐飲食，每天打四支胰島素治療、吃降血糖藥還是降不下來。出院前一天才發現媽媽的微循環晶片手環沒有戴著，因為住進加護病房所以把手環拿掉。出院後馬上為媽媽戴上手環，三天後血糖降到一五〇，而且不用打胰島素了。

血液循環不良與血糖的濃度異常有關，原因很多，其中之一是與「人體的能量輸送」有關。

血糖是細胞的能量來源，需要源源不絕地輸送到大腦、神經及許多重要器官，由於血糖輸送量等於血流量乘以血糖濃度，假設血流量減半，為了保證仍有足夠的血糖被輸送到各個器官，身體只好把血糖濃度調高兩倍，以維持相同的血糖輸送量。因此循環不良會造成血糖升高，如同微循環障礙時身體會拉高血壓，同樣是自然的代償作用，若能提高原本過低的血流速，就能改善偏高的血糖值。

血糖輸送量 ＝ **血流量** × **血糖濃度**

血脂也是身體的能源，因此血流量下降也會拉高血脂濃度。試問，難道身體會因為你不吃糖、不吃油，就不需要血糖、血脂？當然還是需要，所以血糖、血脂值異常未必和飲食內容有關，相反的，血流量與細胞的能量代謝才是更直接的因素。

缺氧導致葡萄糖大量消耗

微循環障礙對於血糖濃度變化的影響是複雜的，血液量下降固然會造成血糖上升，但組織能量需求上升時，則反過來會導致血糖下降。

舉例來說，汽機車是日常生活中最常見的交通工具，我們都知道其引擎動力來自於燃料（汽油、柴油）與氧氣的燃燒作用，如果進氣系統出現堵塞，導致引擎沒有足夠的氧氣，就會使燃料燃燒不完全，此時馬力不但會下降，油耗也會增加。簡單地說，缺氧會增加油耗。

如同引擎的馬力大小與它的進氣量有關，細胞能量的多寡也受到氧氣供給的影響。以葡萄糖而言，一個葡萄糖分子在有氧氣的情況下，能被細胞分解代謝出三十八個ATP（三磷酸腺苷，Adenosine triphosphate，一種細胞的能量單位），副產品是水及二氧化碳；若在沒有氧氣（無氧代謝）的情況下，一個葡萄糖卻只能產出二個ATP，副產品則是乳酸（圖二十四）[1]。

葡萄糖在有氧、無氧時所獲得的能量差距有三十六個ATP，若想維持原有的馬力，細胞每短少一%的氧氣，就得多消耗一八%的葡萄糖才能補足所欠缺的能量，換句話說，只要短少五・五%的氧氣，細胞就得多消耗一倍的葡萄糖才能打平。這

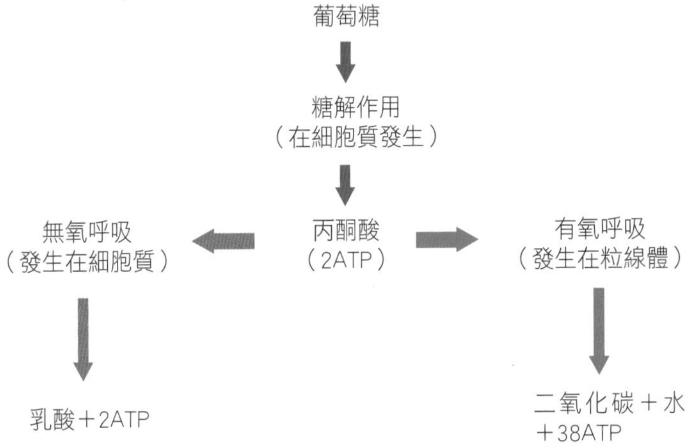

圖二十四 有氧呼吸與無氧呼吸的葡萄糖分解

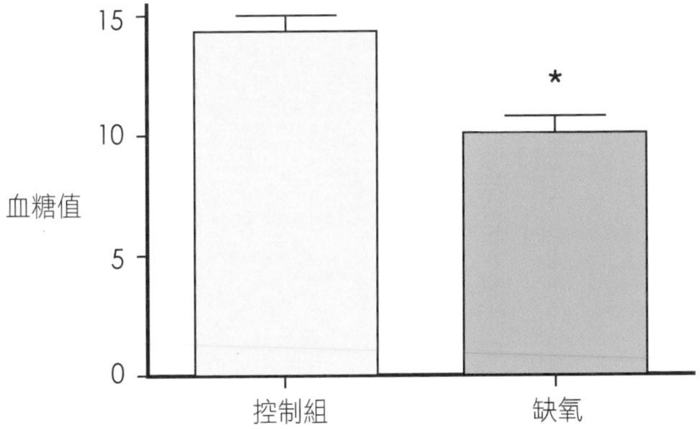

圖二十五 缺氧與血糖值關係

和引擎進氣不足會增加油耗是相同的道理，只是消耗量非常誇張，因此當身體的代謝需求上升（例如運動、勞動、工作壓力），此時缺氧會導致細胞需要攝取的葡萄糖大幅增加，血糖快速消耗，進而造成低血糖的現象（圖二十五）[2]。

當血液循環不良時，人的血糖值容易出現較大的上下波動：平時血糖容易偏高，精神體能消耗量大時則容易偏低。換言之，開始出現類似糖尿病患者的狀況，血糖值容易偏高，但也容易偏低的調節異常現象[3]。

■血脂增高的原因：缺氧與代謝能源轉換

不論飲食內容，微循環障礙都會導致血脂升高。

細胞的能量來源主要有兩種：葡萄糖和脂肪。由於葡萄糖是人體中最優先被利用、最乾淨的能量來源，特別是對於大腦、神經系統及紅血球而言，九九・五％以上的能量來源都得依賴葡萄糖，當身體缺氧時，葡萄糖會被大量消耗[4]，為了把有限的葡萄糖優先留給更重要的大腦及神經，一般細胞會改用脂質做為能源。

舉例來說（圖二十六），A、B兩個器官原本都有一〇〇％的氧氣供應，因此身體只需各提供一份葡萄糖給它們消耗就足夠了，但假設A器官發生微循環障礙，供氧量下降到九四．五％，若大腦中樞還是想維持A器官原有的代謝強度，A器官就得要消耗近雙份的葡萄糖才夠用，導致原本供給B器官的血糖被挪給A器官，B器官因此出現能源短缺，大腦中樞必須下令提供額外的能量來供應B器官的需求，也就是得釋出更多血糖，可是由於體內的肝醣儲存量只有約三百公克，不可能把全部的糖分一股腦兒地用掉，所以就改消耗備用能源——脂肪。缺氧器官的細胞用來控制脂肪代謝的訊息RNA會大幅增加，這代表細胞開始增加脂肪的代謝強度，就像火力發電廠原本燒天然氣，缺電時就會增加燃煤的比重是一樣的道理（圖二十七）[5]。

隨著細胞強化脂肪的代謝強度，身體必須釋出更多脂質到血液中，讓血流將脂質輸送到細胞去，補充因缺乏血糖所致的能量缺口，脂肪細胞因此會將所儲存的脂質釋放到血液中，造成血脂濃度上升。實驗中可以看到包括高密度膽固醇、低密度膽固醇、磷脂、三酸甘油脂、游離脂肪酸的濃度，全部因缺氧而上升，特別是做為主要能量來源的三酸甘油脂[6]，足足提高了四～五倍（圖二十八）[7]。所以，**微循環障礙是高血脂的重要成因**。

改善微循環有助於改善異常血脂指數，某位高血脂患者在輔以微循環晶片後，短短四天內各項血脂指數都有明顯地改善，三酸甘油脂指數更從一千四百三十八mg/dl降至正常的一三三mg/dl（圖二十九）。

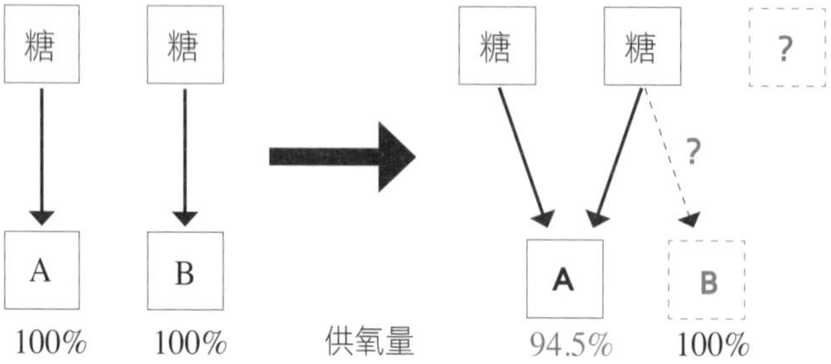

圖二十六 缺氧引起的血糖再分配及缺乏現象

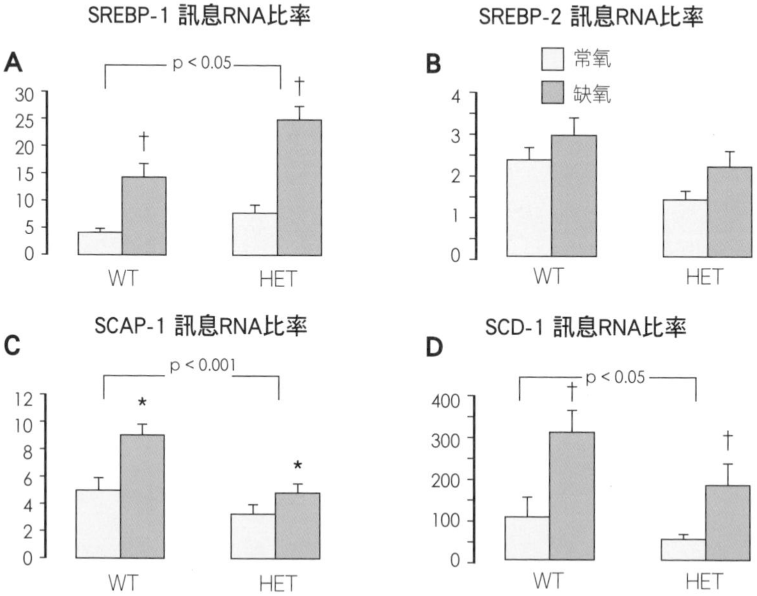

在缺氧的狀態下，四種和脂肪代謝有關的RNA基因含量（試劑檢驗中的含量相對百分比）都明顯地增加，代表細胞會因為缺氧而加強了脂肪代謝在能源配比中的比重。實驗組別一（WT）、實驗組別二（HET）

A：sterol regulatory element binding protein （SREBP）-1　**B**：SREBP-2

C：SREBP cleavage-activating protein（SCAP）　**D**：stearoyl CoA desaturase （SCD）-1

圖二十七 缺氧與細胞代謝基因的活躍度

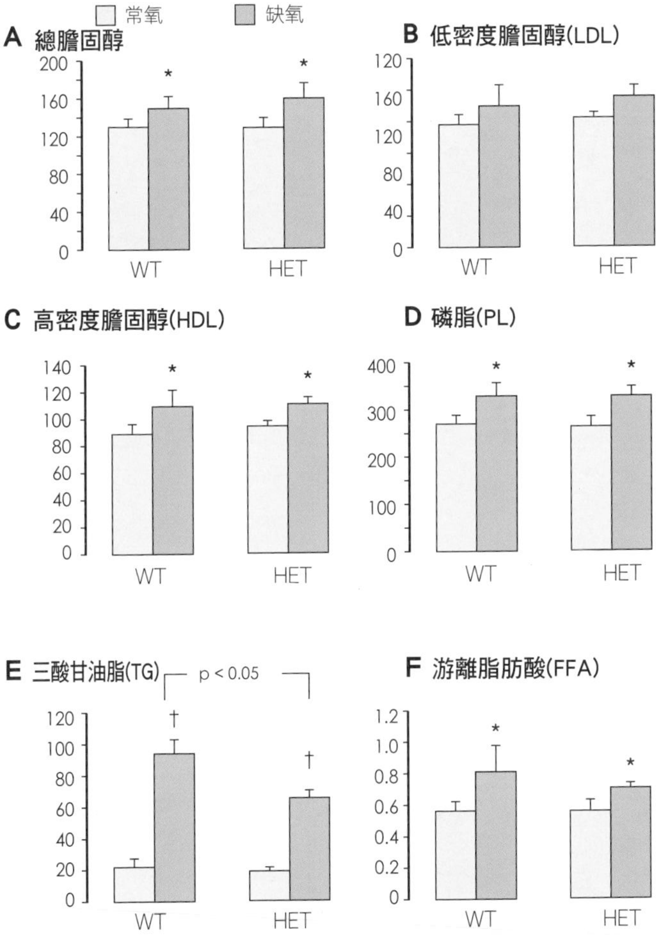

高密度膽固醇（high density lipoprotein-cholesterol, HDL）、低密度膽固醇（low density lipoprotein-cholesterol, LDL）、磷脂（phospholipid, PL）、三酸甘油脂（triglyceride, TG）、游離脂肪酸（free fatty acid, FFA）

實驗組別一（WT）、實驗組別二（HET）

圖二十八 缺氧與血脂變化

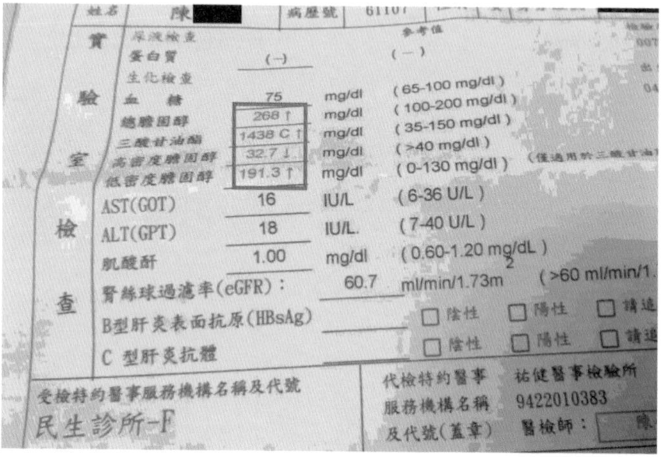

姓名 陳[redacted] 病歷號 61107

實驗室檢查

項目	結果	單位	參考值
尿液檢查			
蛋白質	(-)		(—)
生化檢查			
血糖	75	mg/dl	(65-100 mg/dl)
總膽固醇	268↑	mg/dl	(100-200 mg/dl)
三酸甘油酯	1438 C↑	mg/dl	(35-150 mg/dl)
高密度膽固醇	32.7↓	mg/dl	(>40 mg/dl)
低密度膽固醇	191.3↑	mg/dl	(0-130 mg/dl)
AST(GOT)	16	IU/L	(6-36 U/L)
ALT(GPT)	18	IU/L	(7-40 U/L)
肌酸酐	1.00	mg/dl	(0.60-1.20 mg/dL)
腎絲球過濾率(eGFR)：	60.7	ml/min/1.73m2	(>60 ml/min/1.
B型肝炎表面抗原(HBsAg)			□陰性 □陽性 □請追
C型肝炎抗體			□陰性 □陽性 □請追

受檢特約醫事服務機構名稱及代號 民生診所-F

代檢特約醫事服務機構名稱及代號(蓋章) 祐健醫事檢驗所 9422010383 醫檢師：

使用前

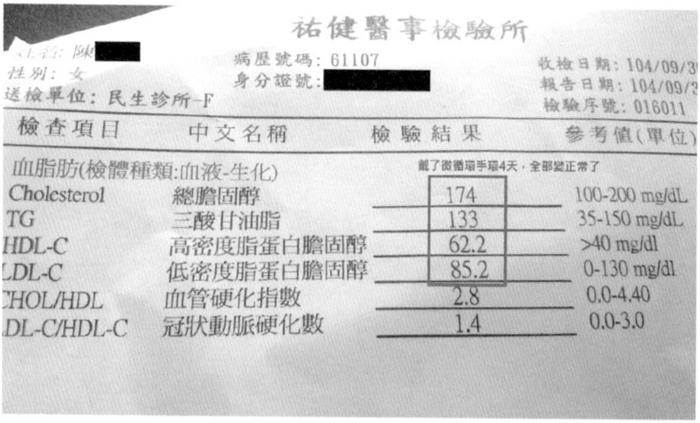

祐健醫事檢驗所

姓名：陳[redacted] 病歷號碼：61107 收檢日期：104/09/3

性別：女 身分證號：[redacted] 報告日期：104/09/3

送檢單位：民生診所-F 檢驗序號：016011

檢查項目	中文名稱	檢驗結果	參考值(單位)
血脂肪(檢體種類:血液-生化)		戴了微循環手環4天，全部變正常了	
Cholesterol	總膽固醇	174	100-200 mg/dL
TG	三酸甘油脂	133	35-150 mg/dL
HDL-C	高密度脂蛋白膽固醇	62.2	>40 mg/dl
LDL-C	低密度脂蛋白膽固醇	85.2	0-130 mg/dl
CHOL/HDL	血管硬化指數	2.8	0.0-4.40
LDL-C/HDL-C	冠狀動脈硬化數	1.4	0.0-3.0

使用後

圖二十九 案例分享

■微循環障礙的發生早於高血脂

「不是因為高血脂才導致微血管堵塞嗎？」

高血脂確實會引起血管調節障礙[8]，但不是「一堆脂肪球把血管堵住」。血脂的主要成分像膽固醇、三酸甘油脂、磷脂、脂肪酸等都是很小的分子，當它們溶解在血液中，別說是光學顯微鏡，就是用電子顯微鏡放大二十萬倍都看不到。血脂濃度高低，大略就像清燉牛肉麵和紅燒牛肉麵之間的區別。如果水管堵塞，你覺得是麵、肉、青菜塞住水管？還是因為紅燒湯頭比較濃，所以塞住？不論是動脈、靜脈或微血管內的血栓形成，主因還是凝血，而不單純只是因為高血脂。

微循環障礙也會使脂肪細胞無法有效地吸收三酸甘油脂和膽固醇，導致血脂濃度長期居高不下，進而造成動脈硬化。研究人員發現若將同劑量的三酸甘油脂分別注射到「常氧組」和「缺氧組」的實驗鼠體內，經過三百秒，常氧組中七四・四％的三酸甘油脂已被吸收掉，只剩二五・六％還留在血液循環中，但缺氧組卻還有高達三六％的血脂殘留，多了約五〇％[9]，換言之，缺氧時脂肪自血液中吸收游離脂質的能力會降低。同樣是大魚大肉（攝取大量脂肪），有微循環障礙的人血脂會較慢被吸收清除乾淨，使血脂濃度偏高，易造成動脈硬化。這也是為何前面提到飲食只是高血脂小部分成因的理由之一，這樣的事實可能讓許多人大感意外。

缺氧不只是使血脂升高，也會造成脂肪肝，缺氧時肝臟釋出更多肝醣供大腦、神經使用，肝臟自己只得改用三酸甘油脂和磷脂做為能量來源，長期下來就可能導致脂肪肝（圖三十）[10]。其實不僅是肝臟，許多內臟的脂肪含量都會因缺氧而上升，以供作細胞代謝的能源。

從細胞、血液、脂肪組織到內臟，當我們不再只局限在某一個「點」，而是拓展到一個「面」的層次來看高血脂問題時，就可以瞭解：除非是先天基因障礙或特殊緊急的情況，身體的機制並不是想像中那麼單純，也不會無緣無故讓一些生理指標超出正常範圍。引起高血脂的原因或許很多，但就好像乾季時水力發電不夠，就只好利用更多燃煤來火力發電一樣，與缺氧時身體對「細胞能量來源」的調整配置有密切關聯。

缺氧使血脂上升的情況，不只會發生在肥胖的人身上，瘦的人也面臨一樣的問題，臨床上一半左右的高血脂患者根本不胖（圖三十一）[11]。只要缺氧，在相同的代謝能量需求下，身體就需要釋出更多脂質到血液中以供細胞使用；如此一來，長期缺氧必然會誘發血脂居高不下。或許有人會問：「如果完全不攝取脂肪會不會

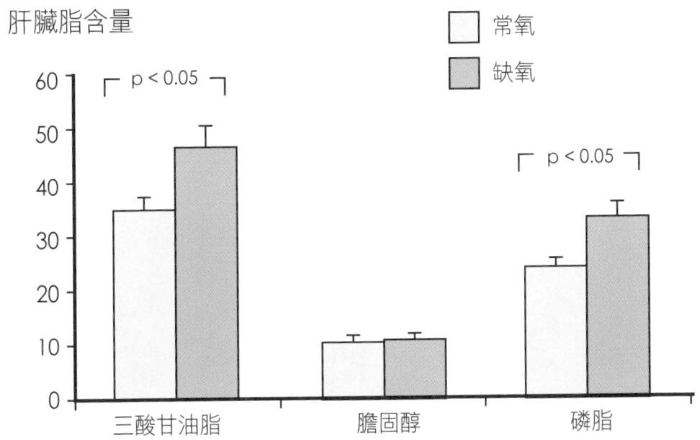

圖三十
肝臟中的三酸甘油脂、膽固醇、磷脂在缺氧狀態下的變化

抑制血脂上升呢？」答案是會抑制，但身體也會改消耗蛋白質來替代脂肪不足的熱量缺口，反而可能造成酮酸中毒，對健康的負面影響更大，更何況，適度的體脂肪對內臟機能、生理代謝、免疫機制都是必要的。

■高血脂與飲食有關嗎？

就像人體的體溫會被控制在一定範圍內，我們的身體同樣擁有許多調節血糖、血脂濃度的機制，除了大家熟悉的升糖素（Glucagon）、胰島素（Insulin）、腎上腺素（Adrenaline）之外，脂肪細胞也會主動出擊，像是分泌脂肪聯素（Adiponectin）這種代

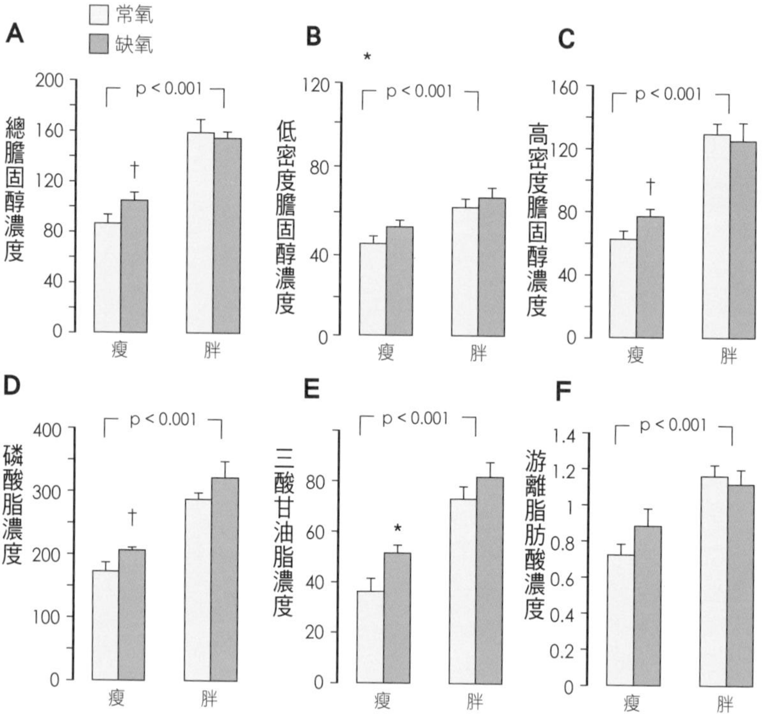

圖三十一
缺氧因素對不同體重條件下的血脂影響

謝酵素來加強細胞對胰島素的敏感性，提高從血液中攝取血糖、脂肪酸的能力。

如果一個人的脂肪細胞機能運作正常，即使大魚大肉後血脂升高，也只是暫時性現象，過高的血脂很快就會被脂肪細胞吸收而回復到正常水準，長期的高血脂必然是與脂肪細胞的功能不佳有關，而非單純只是因為胖或吃得油的關係。

■肥胖與高血脂

「肥胖與高血脂無關？」

肥胖當然與高血脂有關，但肥胖會導致高血脂的主要原因，一來是每一顆脂肪細胞所能儲存的脂質是有限的，愈肥胖，每一顆脂肪細胞能再容納脂質的空間就愈小，使它無法有效率地吸收超標的血脂，就像倉庫已堆滿貨品而不易再容納新品一般。

其次，脂肪細胞肥大會導致脂肪組織本身的微循環障礙，也會導致脂肪組織發炎，降低它儲存脂肪酸的機能，讓血液中出現許多「無家可歸」的血脂。就像有些人因家庭經濟負擔變重，就隨便棄養寵物，造成流浪狗、流浪貓的問題一樣。這些無家可歸的血脂會造成全身性微血管內壁發炎、動脈粥狀硬化，當血小板與這些發炎的微血管內壁結合時，就會形成微血栓而造成全身性微循環障礙，進一步造成三高現象[12]。因此，「脂肪組織的微循環障礙」是造成肥胖、糖尿病、心血管疾病的重要原因[13]。

飲食只是高血脂眾多成因中的小區塊，卻經常被誤以為是主因，研究指出攝取高膽固醇的飲食，固然會造成膽固醇濃度上升，但缺氧會使情況更為嚴重。另外，攝取高膽固醇的食物並不會造成血液磷脂或三酸甘油脂上升，缺氧才會（圖三十二）[14]。面對高血脂問題時，一定要有新的觀念：微循環障礙及缺氧是高血脂的要因，改善缺氧即能降低血脂。

現代人經常因循環不良、運動不足、貧血、鼻過敏、支氣管炎、肺疾、焦慮、壓力、空氣汙染、空間狹小、通風不良、人多擁擠等而缺氧，推估全臺至少有六、七百萬以上的缺氧人口。由於缺氧現象普遍，我們應該瞭解身體是否有微循環障礙或其他缺氧的問題，先加以改善後才能有效地調節血脂，防治心血管疾病。

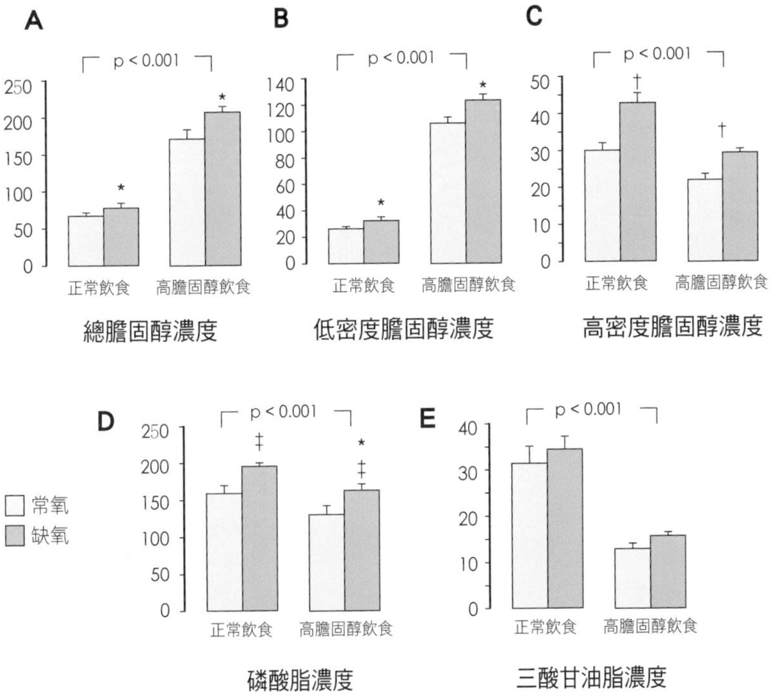

圖三十二 缺氧因素對不同飲食條件下的血脂影響

缺氧降低基礎代謝率

「缺氧是否能幫助減肥?因為消耗掉更多葡萄糖。」

缺氧會使身體消耗掉更多葡萄糖沒錯，例如重度缺氧的人會因交感神經的異常及能量過度耗損，產生體重下降的現象。但是，對於現在大多數人身上所發生的一般性缺氧而言，結果卻可能完全相反。主要有兩個原因：首先，無氧代謝時所消耗掉的葡萄糖，其實並沒有「真正被消耗掉」，那些在無氧代謝中被使用的葡萄糖，並不會變成二氧化碳排出體外，而是被轉化為乳酸，隨後被血液攜回肝臟，經過一連串生化反應後再被轉化回葡萄糖，這個過程被稱為「糖質新生」（Gluconeogenesis）。糖質新生後所產生的葡萄糖會再次投入血液中成為血糖，或是轉換為肝醣儲存起來，這些葡萄糖並沒有真正被代謝掉，繞了一圈後還是留在體內，所以沒有減重的效果。這和有氧代謝時「葡萄糖會被轉化為水和二氧化碳，被血液攜至肺部，經由呼吸排出體外」是有所不同的。

實驗研究也證明這樣的說法。研究人員發現剛開始缺氧的時候，細胞會自血液中攝取更多葡萄糖，因此會使血糖指數降低[15]，而身體為了要提供更多葡萄糖到血液中，就連肝臟內的肝醣濃度也會暫時隨之下降；但到了第五天，肝醣濃度卻反而比第一天還要高（圖三十三），就如前面說的，缺氧時體內肝醣含量並沒有真正被消耗掉而往上增加[16]，所以當然沒有減重效果。

缺氧時，身體雖然會提高血糖、血脂量，但有其限度，不可能毫無節制地提高。一旦缺氧加劇，細胞器官會開始減少各種蛋白質的合成、降低氧氣需求及代謝水平[17]，就像限電時工廠會降低產能，表現在身體上就是基礎代謝率（Basal Metabolic Rate, BMR）下降。

■低基礎代謝率與肥胖

所謂的「基礎代謝率」是指人維持生命所需的最低熱量消耗卡數，例如用於呼吸、心跳、體溫、免疫、腺體、新陳代謝、汰舊換新等基礎生理所需熱量。我們每天所攝取的熱量至少有七〇%是用於維持基礎代謝，當基礎代謝被身體自動調低時，體溫會下降，體能、精神狀況也會變差。

基礎代謝率下降可能會誘發食欲下降、精神不振的現象，特別是在有憂鬱傾向的人身上。但現今都市化社會裡，多數人還是維持原有的飲食習慣，也有社交應酬

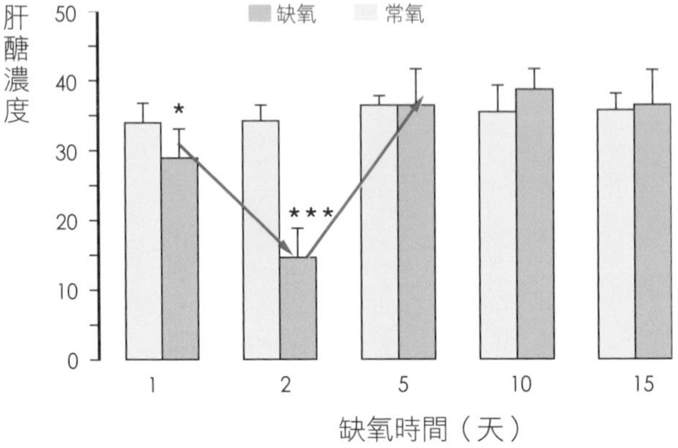

圖三十三　缺氧對肝醣濃度的影響

的需要，甚至喜歡透過美食、甜食、酒精來紓壓[18]，在這些情況中，基礎代謝率下降反而容易形成「易肥體質」。舉例說明，假設我們原本一天攝取二五〇〇大卡的熱量，其中約有一八〇〇大卡用於維持基礎代謝，若因缺氧使基礎代謝率降到一六〇〇大卡時，固有飲食習慣中多出的二〇〇大卡就會被轉換為脂肪儲存起來。

基礎代謝率下降所造成的影響不只「易肥」，還會「難瘦」，因為即使食量減少了，也只是剛好而已，可是偶爾吃頓大餐，熱量馬上爆表，體重立刻有感[19]。研究指出：微血管的血流速與BMI指數呈反比關係[20]，血液循環不良會導致肥胖[21]。若要減肥，不急著少吃，而是必須先改善缺氧與微循環。

粗略估計，目前國內三酸甘油脂偏高的患者約一百三十萬人，總膽固醇過高（大於二四〇mg/dl)的患者約一百八十萬人，其他還有四百六十萬人的血清總膽固醇介於邊緣性過高（二〇〇~二四〇mg/dl），糖尿病患者則約一百五十萬人。這是相當龐大的數目，但是如同不分青紅皂白地服用降血壓藥物反而會加劇缺氧，許多高血糖、高血脂患者的用藥，同樣只是一味地抑制，不究原因，也不管這可能是身體必要的代償作用，反而造成身體能量匱乏和自癒機能下降。

許多新的研究證據指出：微循環障礙是造成「亞代謝症候」的重要因素，易引起血糖異常、高血脂與肥胖症，更會進一步造成微血管發炎，導致胰島素無法有效地自血液中被傳遞到肌肉或器官，造成胰島素抗性[22]，最終導致代謝異常。

註解：

1. 脂肪及蛋白質都能做為能量來源，但需要有氧氣才能被代謝產生能量，在缺氧的環境中無用武之地。換言之，在無氧的條件下，只有葡萄糖能做為細胞的能量來源。

2. J. L. Gamboa et al., Chronic hypoxia increases insulin-stimulated glucose uptake in mouse soleus muscle, Am J Physiol, 2010.

3. 二〇一四年八月十五日，蘋果副刊「低血糖糖尿病患，每二分鐘就一名。每十二名患者就有一名在六個月內發生過嚴重低血糖」。

4. 這邊指的是一般性缺氧，而非極端缺氧。在極端缺氧的條件下，細胞通常會直接死亡，特別是對氧氣高度依賴的神經細胞更是如此，但大腦細胞若能先經過缺氧的預先適應，則會進入休眠狀態，大幅度降低代謝水平。

5. 脂肪的代謝仍然是有氧代謝。

6. 三酸甘油脂能被再分解為脂肪酸、葡萄糖或酮體，供肌肉、內臟或大腦使用。

7. Jianguo Li et al., Altered metabolic responses to intermittent hypoxia in mice with partial deficiency of hypoxia-inducible factor-1, Physiol Genomics, 2006.

8. Pia Lundman et al., Transient Triglyceridemia Decreases Vascular Reactivity in Young, Healthy Men Without Risk Factors for Coronary Heart Disease, Circulation, 1997.

9. Qiaoling Yao et al., Effect of chronic intermittent hypoxia on triglyceride uptake in different tissues, Journal of Lipid Research, 2013.

10. Jianguo Li et al., Chronic intermittent hypoxia upregulates genes of lipid biosynthesis in obese mice, Journal of Applied Physiology, 2005.

11. Jianguo Li et al., Intermittent Hypoxia Induces Hyperlipidemia in Lean Mice, Circulation Search, 2005.

12. Scalia R, The microcirculation in adipose tissue inflammation, Rev Endocr Metab Disord, 2013.

13. Gideon R. Hajer et al., Adipose tissue dysfunction in obesity, diabetes, and vascular diseases, European Heart Journal, 2008.

14. Vladimir Savransky et al., Chronic Intermittent Hypoxia Induces Atherosclerosis, Am J Respir Crit Care Med, 2007.

15. J. L. Gamboa et al., Chronic hypoxia increases insulin-stimulated glucose uptake in mouse soleus muscle, Am J Physiol, 2010.

16. Xue-Qun Chen et al., Effects of Hypoxia on Glucose, Insulin, Glucagon, and Modulation by Corticotropin-Releasing Factor Receptor Type 1 in the Rat, The Endocrine Society, 2007.

17. William W. Wheaton et al., Hypoxia regulates cellular metabolism, Am J Physiol, 2011.

18. Georgina Oliver et al., Stress and Food Choice: A Laboratory Study, Psychosomatic Medicine, 2000.

19. 並非所有的缺氧都會導致肥胖，以高海拔缺氧而言，就會導致體重下降。另外，幼兒期及青春期的缺氧也會導致身高、體重發育的遲緩。缺氧所造成的生理反應與程度高低具有相關性 (dosage related)，也就是說缺氧程度的或高或低，對於生理反應所造成的結果是截然不同的。

20. Kraemer-Aguiar LG et. al., Skin microcirculatory dysfunction is already present in normoglycemic subjects with metabolic syndrome, Metabolism, 2008.

21. Frisbee JC. Hypertension-independent microvascular rarefaction in the obese Zucker rat model of the metabolic syndrome. Microcirculation, 2005.

22. Hong Wang et al., Nitric Oxide Directly Promotes Vascular Endothelial Insulin Transport, Diabetes, 2013.

第七章 代謝症候群與微循環障礙

胰島素抗性是代謝症候群的核心。

胰島素訊號短路

「胰島素抗性」與高血脂、高血糖有關，也會引起糖尿病。為什麼會引起這些症狀和疾病？可以用汽車引擎來做個比方。

引擎要獲得燃料，必須靠「噴油嘴」將油料射入引擎的燃燒室。需要進油時，供油電腦會送出控制訊號到噴油嘴，命令它將汽油軌的油料射入引擎，若某個噴油嘴電路短路，收不到供油電腦的控制訊號，油料就沒辦法被射入引擎，將造成引擎燃料不足、怠速不穩、馬力降低。至於原本應進入引擎的油料則會留在汽油軌中，此時若汽油調壓閥和油箱都能正常運作，會讓這些多的油料經由油管回到油箱中儲存，但如果汽油調壓閥出毛病，就沒辦法有效地回收多餘的油料，將使油壓偏高（圖三十四）。

同理，細胞的燃料也需要先經由微血管輸送到細胞旁邊，再透過細胞膜表的閘道進入細胞內部。「胰島素」的作用就和供油電腦的「控制訊號」能命令油嘴將油料送入引擎類似，能命令細胞打開細胞膜上的閘道，讓血糖進入細胞。當胰島素「訊號短路」時，閘道不會打開，血糖就無法順利進入，當細胞吸收不到血糖，就造成燃料不足、能量不足的問題，也因為細胞無法吸收血糖，導致過多血糖滯留在血液中，使血糖過高。這種胰島素短路的情況就是「胰島素抗性」。

■發生胰島素抗性的原因

為什麼會發生胰島素抗性呢？目前普遍認知是細胞膜上的「胰島素接受體」出現障礙，也就是類似前述訊號短路所致。除此之外，還有一個很重要的新發現就是「微血管細胞機能障礙」。

微血管除了輸送血液之外，對於胰島素還有「搬運工」的功能。首先，胰島素需要透過血液循環來送達組織，不良的血液循環容易導致局部胰島素不足。再者，由於胰島素是由二十六種共五十一個胺基酸所組成的蛋白質，體積很大，無

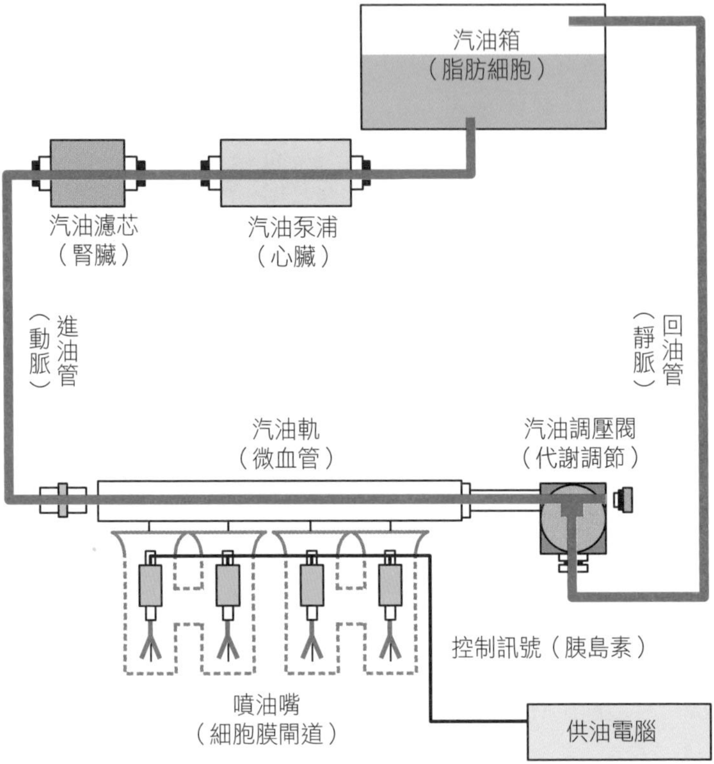
汽油箱
（脂肪細胞）
汽油濾芯
（腎臟）
汽油泵浦
（心臟）
進油管
（動脈）
回油管
（靜脈）
汽油軌
（微血管）
汽油調壓閥
（代謝調節）
控制訊號（胰島素）
噴油嘴
（細胞膜閘道）
供油電腦

圖三十四 汽車供油系統

法像氧氣這些小分子直接從微血管內擴散到微血管外，胰島素同樣需要微血管細胞像搬運工將貨物從船上搬到碼頭岸上一樣，從微血管「接觸血液那一側攝入，再由接觸細胞的那一側吐出」，這個過程稱為微血管「跨內皮細胞的運輸作用」（Transendothelial Transport），是胰島素代謝中非常重要的步驟[1]。

與其他細胞相同，微血管細胞同樣需要氧氣、葡萄糖、能量來維持自身的生命及運作，發生缺氧及微循環障礙時，血液中的毒性物質、自由基、炎性物質都會對微血管細胞造成傷害，影響「跨內皮細胞的運輸作用」。當此作用出問題時，就像碼頭工人罷工一樣，胰島素就無法被輸送到組織細胞，導致大量胰島素滯留在血管中，形成「胰島素抗性」（圖三十五）[2]。這有點像汽車車窗的隔熱貼紙對紅外線的抗性愈強，能進到車內的紅外線就愈少，所以胰島素抗性愈高，葡萄糖愈無法進入細胞，細胞能量不足的問題也就愈嚴重[3, 4]。

當細胞攝取不到葡萄糖時，身體除了下令增加食欲以從外部補充之外，也會命令胰臟的胰島 α 細胞分泌出更多升糖素，希望透過這些方式調高血糖濃度，改善因為胰島素抗性導致葡萄糖攝取不足問題[5]。血糖值升高，基本上是身體為了改善細胞能量不足的代償反應[6]，然而，也造成高血糖的現象。

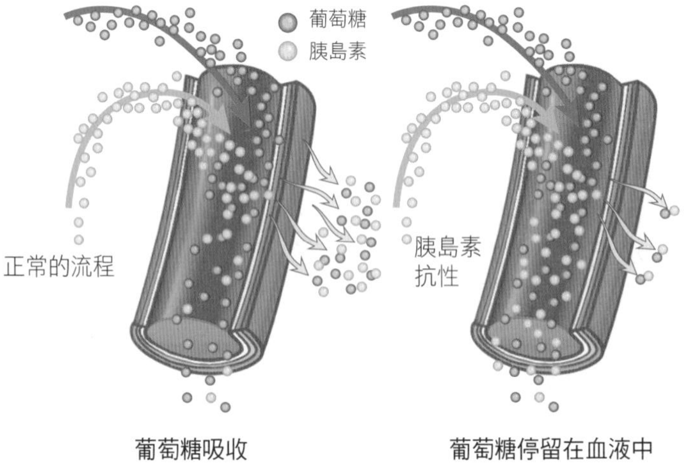

圖三十五 因胰島素運輸障礙所引起的胰島素抗性

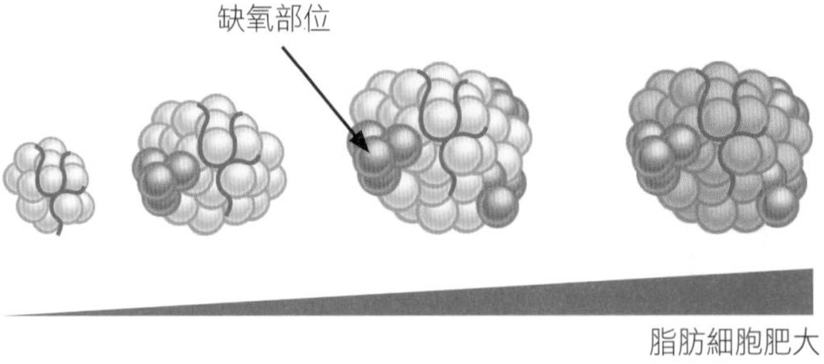

圖三十六 脂肪細胞肥大與微循環障礙

■脂肪組織的微循環障礙與代謝症候

正常情況下，人體的代謝調節機制會使脂肪細胞吸收過量的血糖、血脂，並轉化為脂肪儲存起來，以維持血糖、血脂的正常濃度。但是當脂肪組織因儲存太多脂肪而變得過度肥大時，會造成原有的微血管間距過大，引起微循環障礙及缺氧，導致脂肪組織的代謝調節及儲存能力下降，無法即時將超標的血糖或血脂儲存起來，使血糖、血脂值居高不下（圖三十六）。

這種「血液中明明有能源，但肌肉、內臟細胞卻利用不到；明明有多餘，但脂肪細胞卻儲存不了」的現象，就是「代謝症候」（Metabolic Syndrome）發生身體「能量的利用」及「能量的儲存」異常的病理現象，主因與胰島素抗性、脂肪組織機能異常（Adipose Tissue Dysfunction）同時發生有密切的關連，主要特徵是長期居高不下的高血糖、高血脂。

■代謝症候與代謝症候群疾病的發生

長期的高血糖會使器官能量不足而退化；高血脂會造成動脈狹窄、微血管內壁發炎及病變，因此加劇微循環障礙，必須升高血壓來改善組織缺氧，久而久之就導致心血管方面的疾病，如冠心病。由於代謝症候會誘發糖尿病、動脈硬化、肥胖、高血壓及心血管方面一連串相關疾病合併發生，因此並稱為「代謝症候群疾病」（圖三十七）。

依據臺灣地區統計，四十歲以上居民的高血壓盛行率是一九％，但同年齡糖尿病患的高血壓盛行率卻高達三八％，是一般人的二倍；冠心病患者中有四五％同時是糖尿病患者，亦是正常人的數倍。在美國，四十五～七十五歲以上糖尿病患者的高血壓盛行率甚至高達四〇～六〇％。

■改善微循環有助於降低胰島素抗性

許多人以為糖尿病先於微血管病變，

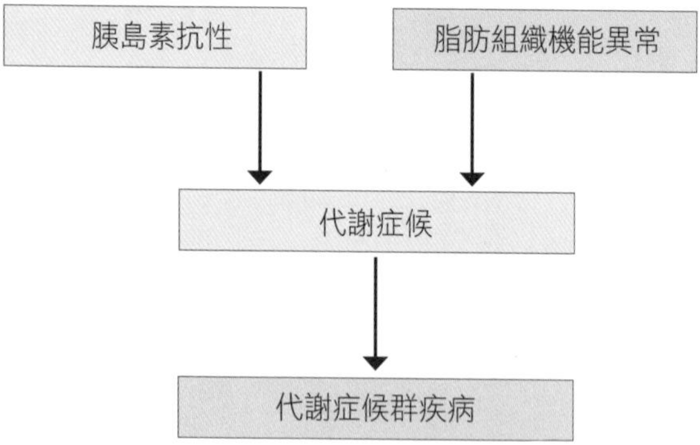

圖三十七 代謝症候與代謝症候群

但二〇〇八年，美國研究發現微循環障礙會早於糖尿病，並且導致胰島素抗性[7,8]。如第六章所述，當微循環發生障礙時，會先導致缺氧，使身體提高血糖、血脂的代謝活性，並增加血糖、血脂濃度，此時胰島β細胞必須分泌更多胰島素來幫助細胞吸收血糖、血脂。

但是類似愈吃愈甜、愈吃愈辣的味覺惰性一般，當細胞長期泡在高胰島素的環境中，會習慣這種環境，想要啟動它，就需要更高的濃度才行——換言之，微血管的最大血流量愈低，血液中的胰島素濃度愈高（圖三十八1），細胞對胰島性敏感性則愈差（圖三十八2），血液中高濃度的胰島素逐漸降低了細胞對胰島素的敏感性[9]。

血液中高濃度的胰島素既是胰島素抗性的結果，也是導致胰島素抗性進一步提高的原因[10]。我們發現愈是缺氧（含氧量愈低），胰島素抗性就愈高的現象（圖三十九）[11]。因此，改善缺氧、改善微循環有助於改善胰島素抗性。

■微循環障礙與脂肪組織機能異常

我們以前對於脂肪細胞的概念，像是一個儲存脂肪的存錢筒，但近幾年的研究

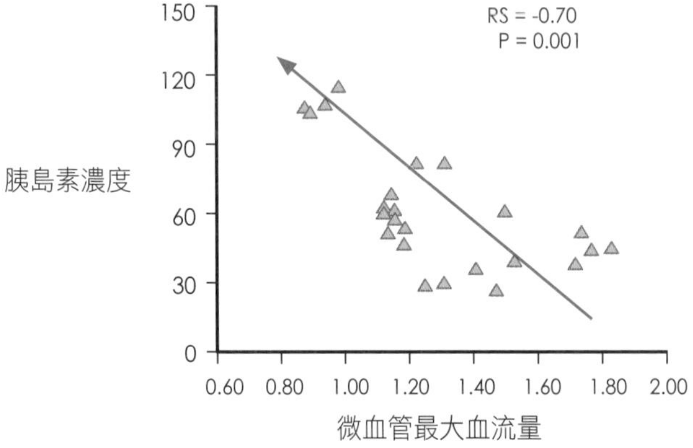

1

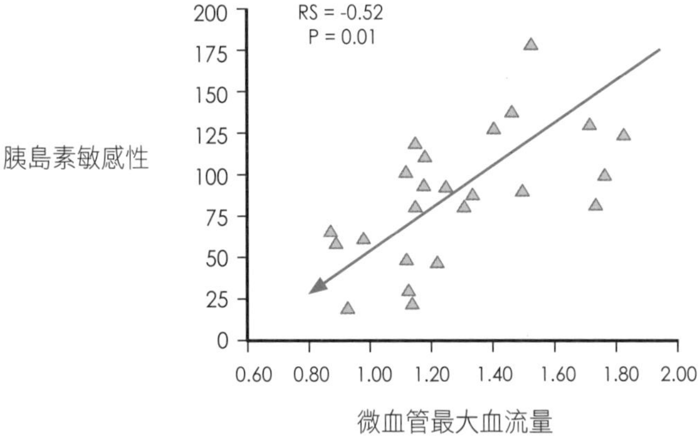

2

圖三十八 微血管血流量與胰島素代謝

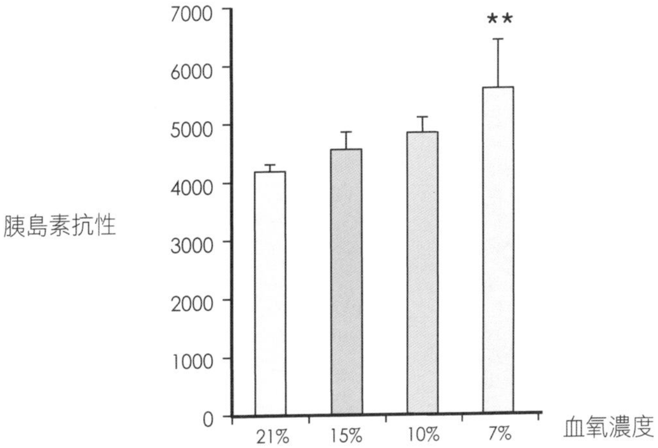

圖三十九 血氧濃度與胰島素抗性

脂肪荷爾蒙	主要功能
瘦素 Leptin	1. 提高肌肉對葡萄糖的攝取及身體的基礎代謝率。 2. 刺激肝醣的釋出以及胰島素的分泌。 3. 影響食欲。
脂聯素 Adiponectin	1. 能提高組織器官對胰島素的敏感性，分泌量不足會導致胰島素抗性。 2. 提高血管一氧化氮合成，並抑制血管的發炎反應。
降脂蛋白 Adipisn	1. 提高肝臟對離脂肪酸的攝取。 2. 刺激胰島素的分泌。 3. 減少游離脂肪酸的釋出。 4. 提高脂肪組織對血糖、血脂的攝取並加以儲存。
固醇類酵素 Steroidogenic Enzymes	1. 增加性荷爾蒙的合成。 2. 提高腎上腺激素的活性。
細胞激素IL-6 Interleukin 6	1. 調節免疫發炎反謝的免疫蛋白質。

圖四十 脂肪荷爾蒙與主要功能

完全推翻傳統的觀念，脂肪組織在人體的能量代謝及調節中扮演著類似中央銀行的角色，能夠分泌多種代謝荷爾蒙，調節例如脂肪代謝、糖代謝、胰島素抗性、食欲強弱、營養輸送、血壓、內分泌、發炎、免疫等生理反應（圖四十）。

身體各種器官都會發生微循環障礙。當脂肪組織發生微循環障礙時，脂肪細胞同樣也會出現機能下降、組織酸化、自由基增加、發炎、受損的現象。

脂肪組織之所以發生微循環障礙，主要有兩個原因：首先，當我們經常處於高壓力、交感神經亢奮的狀態時，身體會將較多的血流供給對抗壓力的器官，例如大腦，而減少那些非緊急需要的器官，例如脂肪組織的血液供應量。

另一個原因與肥胖有關，當脂肪細胞不斷儲存脂肪而變得過度肥大時，會導致缺氧，使脂肪組織功能下降，造成與胰島素協同作用的代謝荷爾蒙不足[12]，降低細胞對胰島素的敏感性，間接造成胰島素抗性[13]。肥胖者的脂肪組織血流量往往少於正常體重的人，使得他們的脂肪組織在餐後的血流量較小，攝取的血糖量也較少，調節血糖值的能力也相對較差（圖四十一）[14]。

當脂肪組織儲存能力下降，過高的血脂（特別是「游離脂肪酸」）會傷害血管內皮細胞，減少一氧化氮釋出，抑制血管擴張[15]，害得其他器官組織也供血不足[16]。研究發現，血液中高濃度的游離脂肪酸能減少血管的直徑擴張約三〇%，減少高達二

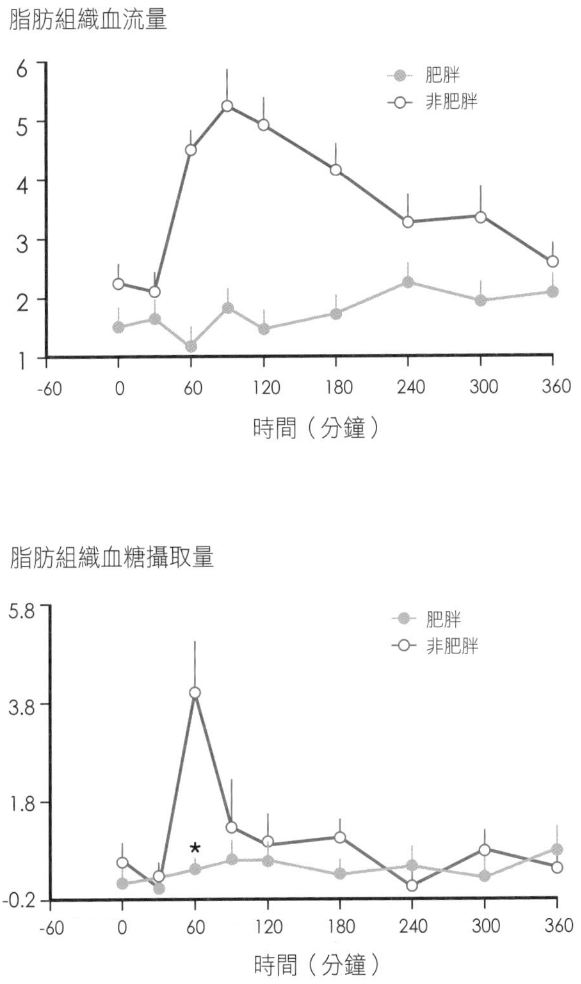

圖四十一 肥胖與脂肪組織血流量，以及其儲存多餘血糖的能力

分之一的血流量，造成全身性微循環障礙[17]。全身性微循環障礙則進一步加重三高（高血糖、高血脂、高血壓），形成惡性循環。還有許多食物中的毒性物質、炎性物質、自由基都會傷害微血管細胞，造成微循環障礙。

簡言之，原本只發生在脂肪組織的微循環障礙，會擴散性地讓其他器官也跟著發生微循環障礙。脂肪組織的微循環障礙是造成代謝調節障礙與胰島素抗性的早期因素，之後才狼狽為奸地造成代謝症候（圖四十二）[18]。研究發現，在排除所有一般認為會導致糖尿病的致病因素（包含遺傳因素）之後，即便是十一～十四歲健康正常的兒童，若有微循環障礙，一樣影響他們的體重、造成胰島素抗性及葡萄糖代謝障礙[19]。

容易造成代謝症候群的因素，例如肥胖、運動不足、身心過勞、營養失調、飲酒過量、病毒感染藥物、服用利尿劑（用於抑制高血壓）等，幾乎全部都與「缺氧或微循環障礙」有關，可見缺氧與微循環障礙是造成代謝症候的核心因素。

■改善微循環對代謝症候群的重要性

從第五章～第七章，我們闡述發生微循環障礙與身體出現「高血壓、高血糖、

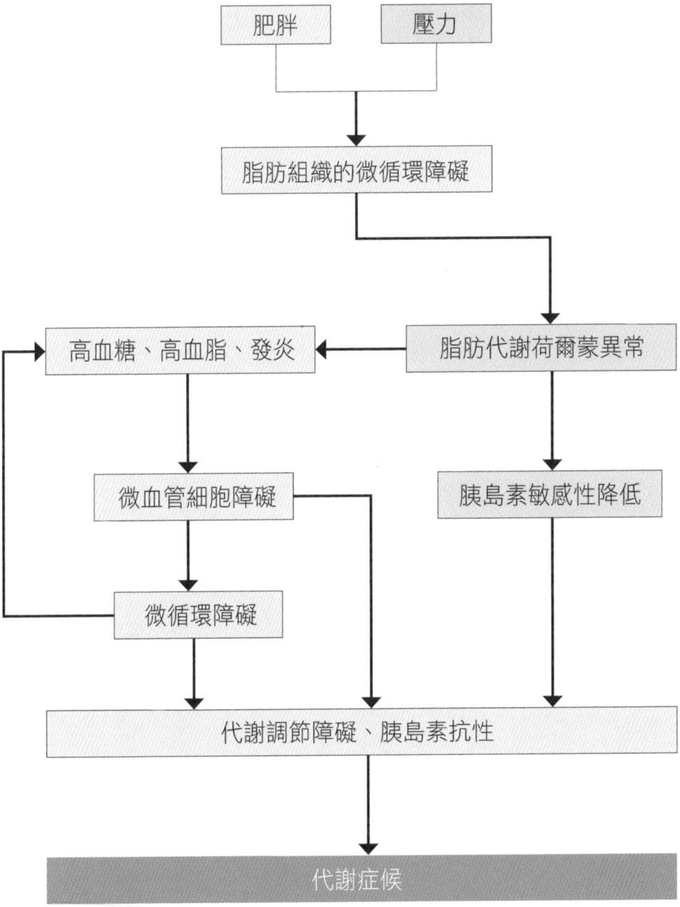

圖四十二　代謝症候的致病機轉

高血脂、高自由基」、「高（胰島素）抗性、低攝取」、「脂肪組織機能異常」的關連性，這三個因素構成代謝症候群的致病核心。

誠然，兒童及年輕人由於擁有較佳的新陳代謝，這些因素對他們的影響較不顯著，微血管細胞即便受損也能很快再生與更新，因此比較不會發生明顯的病症，但到了中老年時期，由於無法即時更換受損的零件，就會導致微血管床病變，出現高血壓、動脈硬化、糖尿病等病況。

過去經常視微血管病變或血液循環不良為代謝症候群（特別是糖尿病）的「後遺症」，但微循環障礙其實是「因」而非「果」，而且是非常重的致病因素。

由於缺氧、微循環障礙與胰島素抗性之間有密切關連，二〇〇四年有研究發現，若能改善患者缺氧的情況，二天之後的胰島素抗性就改善一八％，三個月後更達到三一％以上[20]。二〇〇九年也有一個研究強調「強化微循環」對於幫助糖尿病、心血管疾病等代謝症候群的重要性及實用性[21]，可見改善微循環，對於代謝症候群是必要且重要的新策略（圖四十三）。

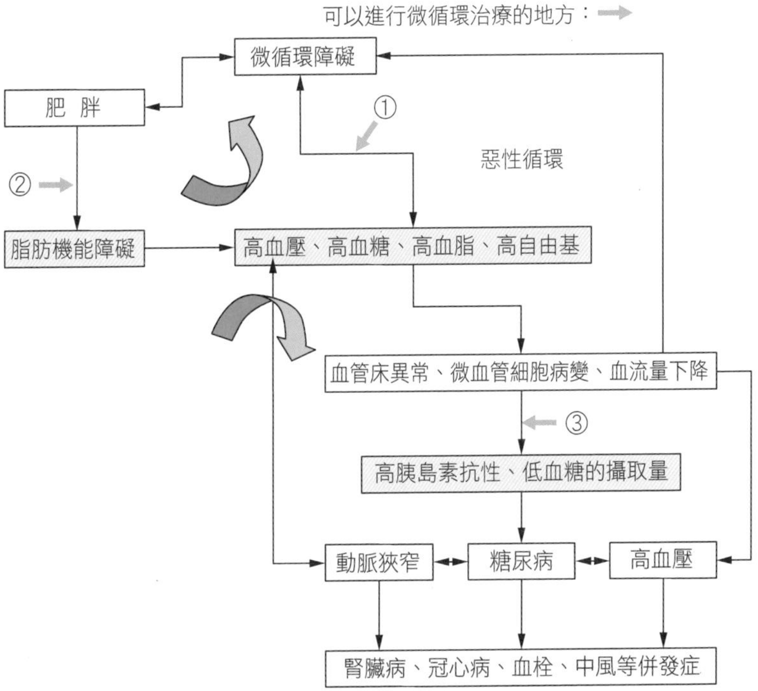

圖四十三　代謝症候的致病機轉

附錄：糖尿病的低血糖與併發症

奇怪，明明是糖尿病，照理說應該血糖高，怎麼會低血糖？

二型糖尿病患者的特徵就是血糖值異常偏高，但矛盾的是許多患者卻經常得處理「血糖偏低」的問題。為何如此？

其實，說糖尿病是「血糖太高」的疾病，倒不如說是「血糖值上下波動區擴大、血糖吸收及調節不良」的疾病才正確，事實上也只有透過這個角度才能解釋糖尿病的低血糖症。

■低血糖的成因不明

見解1

不同於高血糖引起的慢性併發症，嚴重的低血糖症可能使糖尿病患者猝死，理論上應是需要高度重視的問題，也應是藥物研發及臨床處方上應極力避免的，但目前醫界卻認為糖尿病的低血糖只是服用降糖藥物或施打胰島素針劑後的副作用。

若深思會發現甚多不合理之處，例如，許多降糖藥物都是緩釋劑型，換言之，它的降糖作用是和緩而非急效的，醫生不會不懂得要處以適當、安全的劑量，加上人體自有對血糖值的調節能力，不應如此輕易就因為「藥物過量」而讓血糖低到危險值。血糖過低是會死人的，如果原因真的是藥物本身的副作用或是醫師處方劑量過強所致，不論是藥廠或是醫師絕對有醫療責任，這麼嚴重的問題能推說只是「用藥過量」？

見解2

一種見解認為是患者吃太少或太晚吃，簡單講就是血糖補充不足所致，但高血糖就是血糖濃度「經常性過量」的意思，為何只因不能即時補充就使血糖降至可能危害生命的程度？這種說法無異於說高血壓患者會因為壓力小、心情好，所以三不五時就低血壓一樣無稽。另外也有人認為是患者運動過量、消耗太多血糖所致，但糖尿病不正是因為細胞無法有效吸收利用血糖嗎？哪來血糖消耗過量？

見解3

認為低血糖是因為患者未依醫師指示按時用藥，但不按時服用「降糖藥」的結果應該是使血糖變高才是，就像忘了吃降血壓藥時，血壓應該會升高是一樣的道理，或說是任意增加藥物及胰島素劑量所致，但不聽醫囑而濫用藥物的患者應該有限，現在誰都知道藥物濫用不好。至少，在正規的臨床統計研究中，不聽醫囑吃藥的患者一定會被剔除於統計數據之外。所以臨床統計中，糖尿病患者發生低血糖症的情況應該很有限。

但臺灣一百五十萬名糖尿病患者中，臨床統計顯示糖尿病患者發生低血糖的比率並不低，約八成曾有頭暈、饑餓感強烈、全身無力虛弱、盜汗等低血糖現象（約一百二十萬人）；約三位糖尿病患者就有一位飽受低血糖之苦（約五十萬人）；每十二位二型糖尿病患者便有一位發生過嚴重低血糖（約十三萬人）；平均每兩分鐘就有一位糖尿病患者因血糖過低而有生命危險，需要旁人救援（約每天七百人）。

推估，糖尿病患的低血糖現象約有近半數原因不明（不屬於前述那些原因），顯示糖尿病的低血糖症不宜只是推說因處方過重、用藥習慣或生活習慣不良所導致，而有更深層的病理機制[22]。

■升糖素異常

我們要重複強調一個重點：人體自有其穩定血糖、調節血糖的能力。所以，較合理的解釋是二型糖尿病患者，「不僅是調降血糖的能力出問題而已，連調高血糖值的能力也受損」，特別是中末期之後，不僅有胰島素不足的問題，還同時有「升糖素」不足及相關機轉異常的問題存在，導致身體無法有效維持血糖的正常濃度，因而發生低血糖症。

為什麼中末期的糖尿病患者會同時出現胰島素及升糖素不足的現象？這點必須拉回到糖尿病的核心：細胞的低攝取，代表身體需要用更高血糖值及更多胰島素來促進細胞對血糖的攝取，因此身體的代謝中樞會雙管齊下，一方面命令胰臟β細胞加倍努力工作，以製造出更多胰島素來強迫細胞攝取血糖；另一方面，也會命令胰臟α細胞分泌更多升糖素來提高血糖濃度。

這就像水龍頭的水流量太低時，會把水龍頭開大一點，如果已經開到最大還不夠，只好想辦法增加水壓，以解決水流量不足的問題。若我們把血糖比擬成水，胰島素的作用就是把水龍頭開得更大，而升糖素的作用則是提高水壓，兩者共同改善缺水的問題。所以凡是糖尿病患者，不論是否肥胖，都有升糖素濃度偏高的現象（圖四十四）[23]。換言之，對於血糖不耐或早、中期的糖尿病患者而言，血糖偏高的現象並非只因胰島素抗性，高濃度的升糖素也是極為重要，但長期被忽略的因素[24]。

為了分泌更多升糖素和胰島素，不論是胰臟α細胞或胰臟β細胞都只好加班工作，在長期過勞的情況下，細胞容易發炎或凋亡而減損其壽命及數量。就像蛋雞場

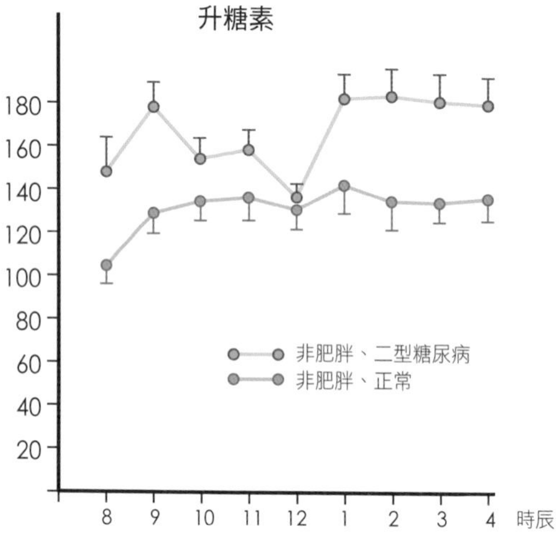

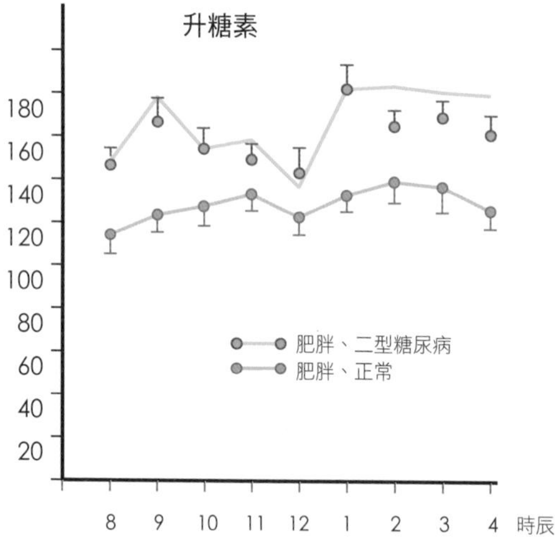

圖四十四 升糖素與糖尿病

的母雞，假設原本一天只要生一顆蛋，卻被催卵成一天得生兩顆，必然會早衰早死；當死掉的細胞愈多，殘餘細胞的負擔就愈重，形成惡性循環，導致胰臟細胞加速死亡，當備用的胰臟α、β細胞接近耗竭時，糖尿病就進入末期。

末期糖尿病患者體內的胰臟α細胞及胰臟β細胞的數量都已經較正常人為少，因此面臨胰島素和升糖素同時分泌不足的問題，將大幅降低它們調節血糖的能力，使得血糖值非常容易受到外界的干擾而難以維持穩定：欠缺胰島素使血糖易於偏高、欠缺升糖素使血糖易於偏低，這才是患者血糖值容易忽高忽低的真正原因，藥物只是加劇了這個現象。

唯有如此才能對「為什麼正常人飯後胰島素上升、升糖素下降，糖尿病患者的升糖素在飯後卻照樣維持在高峰，甚至還會反常地上升[25]」有較好解釋：這是因為消化食物導致對血糖的需求上升所致。若僅著眼於血糖值高低，人體既分泌胰島素降低血糖，又同時分泌升糖素想升高血糖，就像是人一邊流汗想降低體溫，卻同時全身發抖想提高體溫一樣，不免自相矛盾；但若著眼於細胞的血糖代謝就顯得合理許多：由於細胞攝取不到足夠的血糖，胰島素也好，升糖素也罷，它們的共同目的都是為了克服細胞攝取不足的問題。高血糖不過是表象，是幫助細胞克服血糖攝取不足的代償作用。

控制血糖值當然很重要，但只控制血糖值卻是以偏概全，就像一味地降血壓會導致血流量不足而引起細胞缺氧；一味地降血糖同樣使細胞血糖攝取更嚴重不足，不但不能根治疾病，反而加劇細胞因為欠缺能量所引起的退化性病變，導致大腦神經系統因能量不足而傳導不良，使血液循環障礙的情況惡化，造成四肢麻木；視網膜滲血、剝離、失明；腎臟受損而得洗腎；傷口癒合困難而必須截肢等情況。

■糖尿病要先改善微循環

誠然，糖尿病與微循環障礙相互影響、互為因果，我們並不否定藥物的作用，但想指出一個重點：只抑制血糖濃度並不會改善微循環，反而會讓微血管細胞因血糖攝取不足而影響其功能，讓微循環更加惡化；但改善微循環卻能同時改善缺氧、胰島素抗性、脂肪組織機能，還能幫助降低血糖、血脂、自由基，這些正面的效果有助於扭轉整體惡化的趨勢，相較於目前常見的觀念——一味地抑制血糖值，改善微循環及缺氧是更有效率且低副作用的策略。

臺灣目前每年糖尿病患者截肢者約在四千例[26]，不論想改善糖尿病本身或是其併發症，改善微循環是糖尿病在預防、治療、保健上重要且必要的方法。若你的親朋好友有糖尿病的問題，請務必建議他們將「改善微循環」列入治療保健的整體策略之中。

註解：

1. Hong Wang et al., Nitric Oxide Directly Promotes Vascular Endothelial Insulin Transport, Diabetes, 2013.

2. Jeong-a Kim et al., Reciprocal Relationships Between Insulin Resistance and Endothelial Dysfunction, Circulation, 2006.

3. 細胞攝取不到葡萄糖的程度，也被稱為「葡萄糖耐受性」（Glucose tolerance, GT），一般以口服一定濃度的葡萄糖溶液後，經過一段時間再量測血糖濃度的方式來測量，此方法被稱為「口服葡萄糖耐受性試驗」（Oral Glucose tolerance, OGT）。

4. Kerstin M. Oltmanns et al., Hypoxia Causes Glucose Intolerance in Humans, Am J Respir Crit Care Med, 2004.

5. Ahrén B, Glucagon secretion in relation to insulin sensitivity in healthy subjects, Diabetologia, 2006.

6. 由於胰島素也可以促進細胞從血液中攝入脂分子，及促進脂肪細胞攝取血液中過高的脂肪酸，因此胰島素抗性除了導致血糖升高之外，同樣也會導致脂質代謝異常，是造成高血脂的原因之一。

7. A.J.Jaap et al., Relationship of insulin resistance to microvascular dysfunction in subjects with fasting hyperglycaemia, Diabetologia, 1997.

8. LG Kraemer-Aguiar et al., Skin microcirculatory dysfunction is already present in normoglycemic subjects with metabolic syndrome, Metabolism, 2008 .

9. ens Jœrn Larsen et al., The effect of altitude hypoxia on glucose homeostasis in men, Journal of Physiology, 1997.

10. Michael H. Shanik et.al., Insulin Resistance and Hyperinsulinemia, Diabetes Care, 2008.

11. Jonathan C. Jun et al., Intermittent hypoxia-induced glucose intolerance is abolished by α-adrenergic blockade or adrenal medullectomy, American Journal of Physiology, 2014.

12. Lo JC et al., Adipsin is an adipokine that improves β cell function in diabetes, Cell, 2014.

13. Gijs H. Goossens, The role of adipose tissue dysfunction in the pathogenesis of

obesity-related insulin resistance, Physiology & Behavior, 2008.

14. Mitrou P et al., Rates of glucose uptake in adipose tissue and muscle in vivo after a mixed meal in women with morbid obesity. J Clin Endocrinol Metab, 2009.
15. 在血液循環當中，一氧化氮扮演著相當重要的角色。一氧化氮是一種訊號分子，很容易穿過血管。當血管上的平滑肌細胞接收到一氧化氮的刺激時，就會舒張而使血管擴張。以肌肉而言，一氧化氮可以幫助肌肉增加25%～40%的血糖攝取量。
16. Wu G et al., Nitric oxide and vascular insulin resistance, Biofactors, 2009.
17. Renate T. de Jongh et al., Free Fatty Acid Levels Modulate Microvascular Function, DIABETES, 2004.
18. Naomi Hosogai et al., Adipose Tissue Hypoxia in Obesity and Its Impact on Adipocytokine Dysregulation, DIABETES, 2007.
19. Faisel Khan et al., Impaired microvascular function in normal children: effects of adiposity and poor glucose handling, J Physiol, 2003.
20. Harsch IA et al., Continuous positive airway pressure treatment rapidly improves insulin sensitivity in patients with obstructive sleep apnea syndrome. Am J Respir Crit Care Med, 2004.
21. Andrew J. Krentz et al., Vascular Disease in the Metabolic Syndrome: Do We Need to Target the Microcirculation to Treat Large Vessel Disease, J Vasc Res, 2009.
22. Nicolan.Zammitt, Hypoglycemia in Type 2 Diabetes, Diabetes Care, 2005.
23. Reaven GM et al., Documentation of hyperglucagonemia throughout the day in nonobese and obese patients with noninsulin-dependent diabetes mellitus. J Clin Endocrinol Metab, 1987.
24. Dale S. Edgerton et al., Glucagon as a Critical Factor in the Pathology of Diabetes, Diabetes, 2011.
25. Stephen L. Aronoff et al., Glucose Metabolism and Regulation: Beyond Insulin and Glucagon Diabetes Spectrum, 2004.
26. 〈臺灣奇蹟？糖尿病患截肢 年逾四千〉，2005年7月12日《聯合報》。

|第八章|
血管新生與癌症

「改善微循環的產品，癌症患者能用嗎？癌症不是要抑制血管新生，避免給癌細胞提供營養才對嗎？」家屬問。

「就是因為缺氧、循環不良才會誘發血管新生，改善微循環則能抑制血管新生。」

■血管新生現象

「抗血管新生」（Anti-angiogenesis）一度被視為癌症治療的新希望，簡單地說是藉由殺死腫瘤內的微血管，斷絕癌細胞的營養供給，好把它們統統餓死。許多患者或家屬因此對「改善微循環」抱著質疑的態度。但這觀念並不正確，是把兩件不同的事混為一談。我的一位朋友喉癌四期，經歷兩次化療及兩次手術仍持續惡化，在他即將面臨第三次手術——全喉切除的前一個月，開始改善原本頗差的微循環，配合原本的治療計畫，使癌細胞擴散的情況在兩個月後得到明顯抑制，而且精神、食欲、體能都有改善，體重也上升了，連原本化療注射後手臂上的黑斑都消退了不少，電療的恢復速度亦遠超乎醫師預期。他完成整個療程之後，已經不見癌細胞蹤影，治療成效比同期的患者好。

血管新生（Angiogenesis）是指組織內長出新的微血管來改善微循環的過程（像房子拉管線的工程），例如胚胎生長、成長發育時，細胞會一邊增殖，一邊誘發血管新生作用，為後勤一步步地建立完善的微循環網絡；又例如傷口癒合也需要新生血管提供免疫細胞或幹細胞移動的管道，幫助修復傷口，並輸送營養及氧氣，供傷口細胞增殖使用。此外，組織內如果發生缺氧、缺血的問題，同樣也藉由血管新生作用來擴充微血管床，改善血液供應。因此血管新生也在心肌梗塞、腦中風、老年失智等病症上占有重要的地位；組織新陳代謝增強或傷口癒合時也需要旺盛的血管新生作用來協助（圖四十五）。

影響組織內血管新生現象活躍程度的因素很多，主要由兩個生理機制誘發：**缺氧與酸化**。當某一個區域的細胞因為氧氣供應不足而缺氧（Hypoxia）時，細胞會製造出一種基因轉錄因子「缺氧因子」（Hypoxia Inducible Factor, HIF），並透過它進一步合成出「血管內皮細胞生長因子」（Vascular endothelial growth factor,

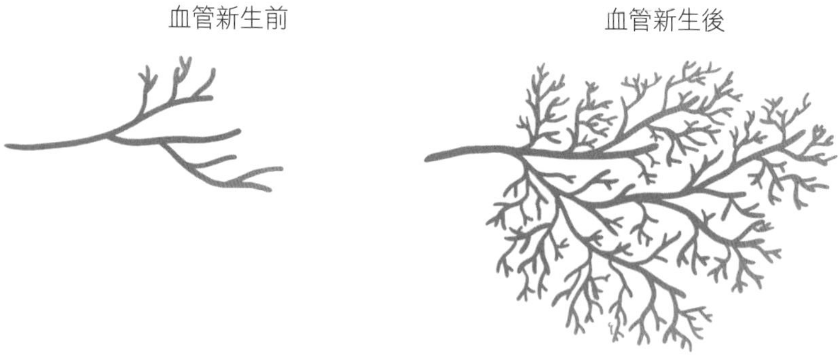

圖四十五　血管新生作用

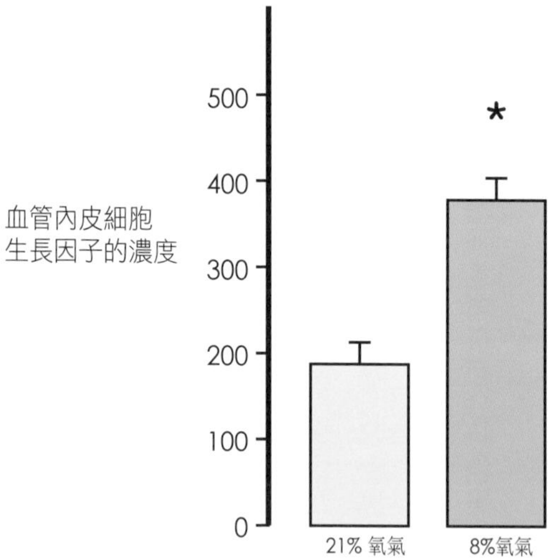

圖四十六　氧氣濃度與血管生長因子的關連

VEGF）。血管內皮細胞生長因子能刺激原有血管長出新的芽端，並向缺氧的方向持續生長。基本上來說，缺氧的程度愈嚴重（含氧量愈低），細胞分泌的血管內皮細胞生長因子就愈多，血管新生現象就愈旺盛（圖四十六）[1]。

但光有血管生長因子是不夠的，微血管的生長還需要纖維細胞配合，但纖維細胞的活動力在一般弱鹼性pH七・四的正常細胞環境中會受到抑制，需要pH值降到約七・一時才會較活躍。換言之，**血管新生作用需要在「細胞缺氧」及「環境偏酸」這兩個條件都成立時才會大幅度啟動**[2]。

這代表當某個部位的細胞「不只缺氧，代謝活動還很旺盛」時，便會因無氧呼吸而消耗掉許多葡萄糖，並產生大量乳酸，此時如果周邊的微循環不好，乳酸就無法即時被帶走，累積下來就造成細胞周邊環境酸化，這些因素綜合起來會誘發血管新生作用。反之，如果微循環不錯，能把乳酸帶走而「沒有酸化」，代表組織沒有強烈地需要新生血管。

透過缺氧程度以及環境的酸度（pH值），身體可以衡量出這個部位的微循環有多差、多需要新的微血管來改善細胞缺氧代謝的問題，也決定了該部位血管新生作用應有的活躍程度。

■抗血管新生療法（Anti-Angiogenesis Therapy）

類似胚胎成長或傷口癒合，腫瘤同樣屬於「新長出來的組織」，只不過像違章建築，不是身體合法的建築施工計畫。

一般發育成熟的器官內，正常的微血管細胞增殖速度緩慢、範圍有限，但癌細胞在長期缺氧的狀態下，卻演化出加速血管新生作用的能力，幫助自身成長，一般需要數年甚至數十年時間來演變。因此在癌症早期，腫瘤大小在一立方公釐（約一顆芝麻大）以下時，癌細胞只需要細胞間的擴散作用，就可以直接吸收周遭環境的養分，並排除代謝廢棄物；然而當腫瘤持續生長到大小超過三立方公釐時，細胞間的擴散作用就會不足，無法獲得更多營養。為了獲得營養、氧氣以及排除代謝廢物，腫瘤便利用新生血管來建構新的微血管床，這是腫瘤成長非常關鍵的步驟。

然而在此之前，癌細胞會因為還沒有突變出大量製造血管生長因子的機制，腫瘤內部反而會因為血流量跟不上癌細胞生長的速度，導致其環境因為缺氧、大量的自由基及乳酸引起的酸中毒，最終誘發細胞凋亡及壞死，使腫瘤體積始終限縮在很小的範圍內。沒有血管新生就沒有腫瘤成長；若要抑制腫瘤成長，某方面來說，可以透過「破壞腫瘤內的微血管床，並抑制血管新生作用」這兩個環節來達成，這就

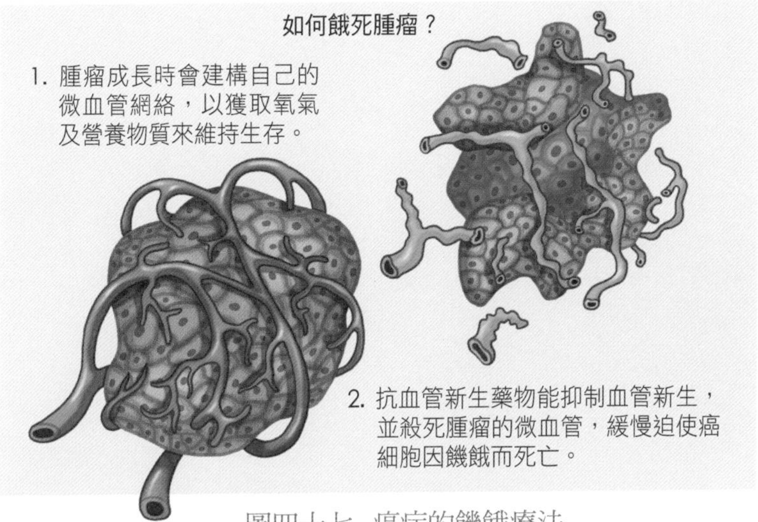
如何餓死腫瘤？
1. 腫瘤成長時會建構自己的微血管網絡，以獲取氧氣及營養物質來維持生存。
2. 抗血管新生藥物能抑制血管新生，並殺死腫瘤的微血管，緩慢迫使癌細胞因饑餓而死亡。

圖四十七　癌症的饑餓療法

是抗血管新生療法的理念。

所以抗血管新生療法目的在破壞腫瘤的微循環，也可以說是「饑餓療法」（圖四十七），一度被視為癌症治療的曙光，許多大藥廠紛紛研發出以腫瘤血管新生為標靶的新藥。這些癌症新藥能抑制癌細胞製造血管生長因子，被廣泛應用於臨床上。它們確實減少腫瘤內的血管，也殺死大量癌細胞，讓腫瘤的體積大幅度下降，可是偏偏副作用很強，實際效果卻不如想像。

例如健保給付的標靶藥物「蕾莎瓦」（Nexavar）就是一種抗血管新生的藥物，效果若依二〇〇八年、二〇〇九年兩個臨床試驗數據，末期癌症患者在原有化療上再加上蕾莎瓦，約能再存活六~十個月，但約有七〇%的患者會併發癌細胞移轉的現象；而在同組臨床試驗中，化療加上安慰劑的這組患者則能再存活四~八個月，因此蕾莎瓦大約只能延長二~三個月左右的壽命而已[3]。

蕾莎瓦整個療程的費用約為新臺幣七十萬元，可能併發的副作用包含高血壓、心肌梗塞、掉髮、紅疹、皮膚乾癢、水泡、疼痛、吞嚥困難、口腔破損、體重減輕、腹瀉、腹痛、噁心、嘔吐、喪失食欲、便祕、胃腸道出血、食道出血、貧血、免疫下降等。而由於此藥的作用機轉是抑制血管新生，患者也容易因缺氧而出現頭痛、疲倦、憂鬱、神經病變、肌肉痠痛、關節疼痛、皮膚變薄等現象，所以必須吃更多藥物來改善這些副作用，並承受更多痛苦。

這樣的藥物一度被稱為是肝、腎癌的新希望，因此政府於二〇一二年八月將其列入晚期肝癌的健保給付，每年編列約六千萬元預算。但到了二〇一四年，據Lancet醫學期刊發表的研究及美國國家癌症研究所發布的新聞，蕾莎瓦會誘發癌細胞移轉，實驗中的治療效果甚至比安慰劑還糟[4]。換言之，蕾莎瓦並不適合癌症早、中期的患者使用，比較適合做為像武俠小說中，最後迴光返照的續命藥丸，不過卻有不少患者在癌症中期時就被建議使用這個藥物，頗待商榷[5]。

另一個癌友們很熟悉的標靶藥「紓癌特膠囊」（Sunitinib），作用原理同樣是抑制血管新生作用，也是政府的健保用藥，用於晚期的腸胃腫瘤。研究發現若在原有的化療基礎再加上紓癌特，大約可以延長六～八週的壽命（圖四十八1），也確實能讓腫瘤的體積縮減到約七分之一左右（圖四十八2），卻同樣會大幅增加腫瘤缺氧的區域，使癌細胞移轉的機率（以肝臟移轉率而言）增加了四倍左右（圖四十八3）[6]，副作用和蕾莎瓦差不多。

癌思停注射劑（Bevacizumab）也是健保的抗血管新生標靶藥。二〇一〇年發表的研究顯示，在化療的基礎上，能幫助末期肺癌患者將存活期從一〇・三個月延長到一二・三個月；腺癌則能由一〇・三個月延長到一四・二個月，平均延長三個月左右[7]。但二〇一二年的研究指出，它雖然能大幅減少腫瘤細胞的數量（圖四十九1），並不能完全消滅癌細胞，反而導致更嚴重的缺氧問題，更使得腫瘤內的腫瘤幹細胞（Cancer Stem Cell）的比率從一％提高到約二・五％（圖四十九2），由於腫瘤幹細胞具有不斷增殖的能力，反而增加癌症復發及移轉的可能性，增加控制癌症的困難度[8]。副作用方面，治療期間常發生頭痛、噁心、嘔吐、厭食、口炎、便祕、上呼吸道感染、流鼻血、呼吸困難、蛋白尿等，嚴重不良反應有高血壓危險、血管栓塞、腎病症候群、出血、胃腸道穿孔、傷口癒合困難、鬱血性心衰竭等。每次療程費用約新臺幣五十萬元。

1

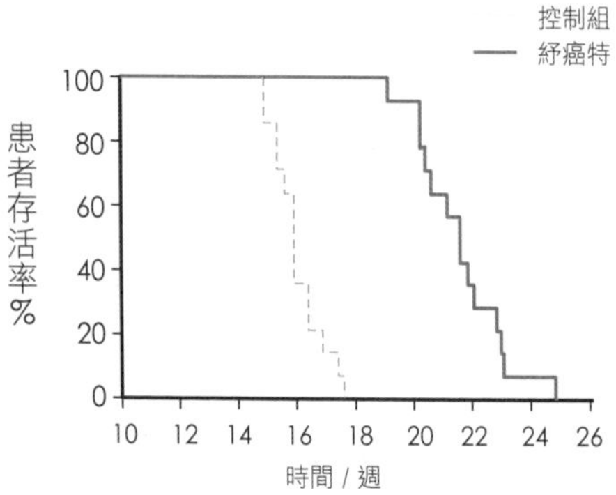

2

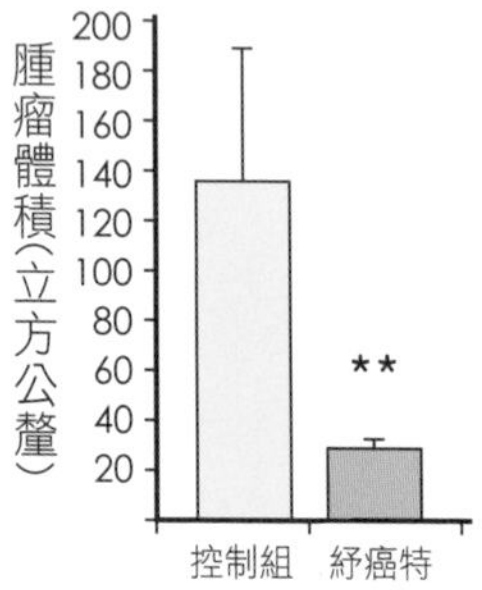

3

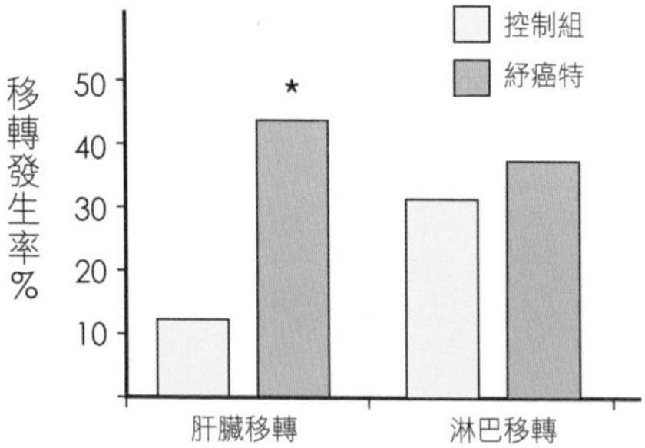

圖四十八 紓癌特的治療成效與移轉風險

現在，你真的覺得抗血管新生是好主意嗎？

■抗血管新生藥物的局限

抗血管新生藥物為何會造成這麼多出血性及循環性的副作用，因為需要血管新生作用的不只有腫瘤，全身的組織器官都需要，特別是經手術、化療、放療後，殺死微血管並抑制血管新生將會影響機能回復及傷口癒合，當傷口無法癒合、循環無法再生，當然就導致出血及其他血液循環的副作用。

然而患者承受抗血管新生藥物這麼高的費用和副作用之後，還是有七

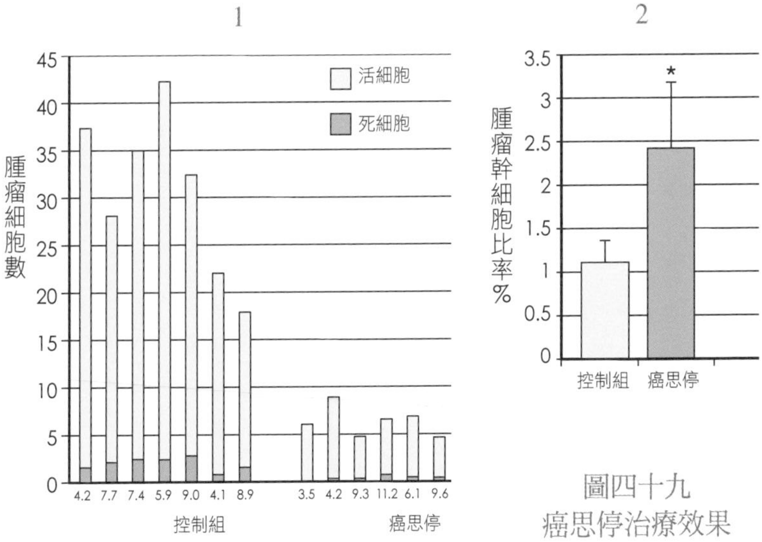

圖四十九
癌思停治療效果

～二〇%的癌細胞頑強地存活；而且抗血管新生藥物只管抑制血管生長因子合成，卻不改善「腫瘤缺氧」這個致病的源頭，是典型治標不治本的思維，反而使癌細胞在更缺氧的環境下，演化出更強的適應力（包含加速癌細胞大量增殖及合成血管生長因子的能力）、抗藥性及侵略性，更威脅患者的生命。

■缺氧與癌細胞移轉

抗血管新生藥物的「饑餓療法」失敗的主要原因，在於它導致嚴重的微循環障礙，造成更劇烈的缺氧環境，並提供癌細胞移轉的路徑。

早在二〇〇三年左右便有學者對抗血管新生療法提出質疑，之後類似的質疑愈來愈多，最主要的理由在於抗血管新生療法必然導致腫瘤更嚴重的缺氧現象，是誘發血管新生、加速腫瘤成長、惡化及癌細胞移轉的關鍵，也就是說，抗血管新生療法的效果只是一時的。

研究發現，腫瘤內氧分壓在二〇mmHg以上的部位，幾乎不會出現癌細胞移轉到其他器官的現象，但當氧分壓降低到只剩五mmHg時，該區發生癌細胞移轉的機率就提高到七〇%以上，代表腫瘤缺氧（Tumor Hypoxia）會積極地促進癌細胞移轉到別的地方（圖五十）[9]，研究證明，腫瘤愈是缺氧就愈容易使癌細胞轉移，愈容易危及患者的生命。換言之，加劇缺氧即加速死亡。

缺氧如微循環障礙提高癌細胞移轉的機率，主要有三個原因：抗藥性、侵入性、移轉性。愈是缺氧，腫瘤內愈是容易孕育出具有抗藥性、高侵入性及移轉性的惡性癌細胞——抗藥性幫助癌細胞對抗化療的藥物打擊，侵入性幫助癌細胞離開原位腫瘤及藥物打擊區，移轉性提供癌細胞從A器官戰略移轉到B器官並「駐紮」下來的能力，讓它能夠另起爐灶[10]，結果導致更多器官受到癌細胞侵襲。

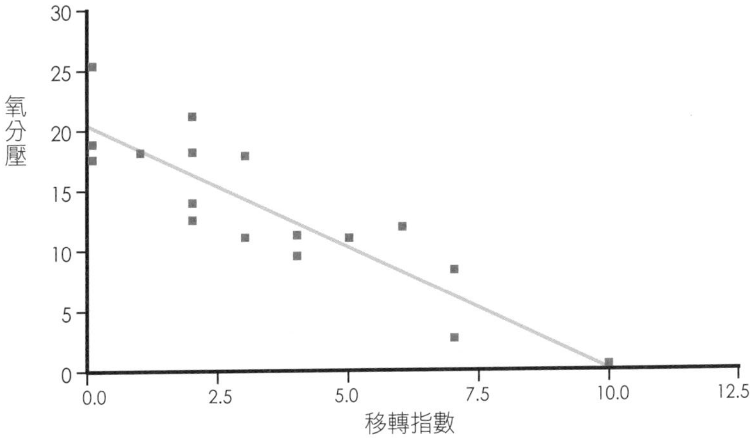

圖五十 氧分壓與癌細胞移轉指數

■抗血管新生療法與移轉

當腫瘤內的微血管受到藥物的攻擊而斷裂、退化、萎縮時，將大幅增加腫瘤內缺氧癌細胞的比例達十倍之巨（約從五%提高到五〇%），因此刺激癌細胞移轉（圖五十一）。此外，抗血管新生藥物還提供癌細胞移轉的第四個要素：便利性。

癌細胞移轉主要依賴血管做為通道，但一般而言，會缺氧的癌細胞就是那些遠離血管的癌細胞，它們與可供移轉的血管之間，阻隔著其他細胞及結締組織，好像除夕前到人滿為患的火車站前準備回家，你得排隊或擠過人山人海才能到達目的地，所以這些遠離血管的缺氧癌細胞並非那麼容易就能進行移轉的（圖五十二下部實線區塊）。

但一經抗血管新生藥物（或其他可能導致血液循環不良的因素催化）後，微血管的血流量驟減，導致位於血管旁的癌細胞也同樣缺氧，而且它們本來就位在血管邊，因此很容易進入微血管，進行移轉（圖五十二上部虛線區塊）[12]。除非我們能在短期間內完全、徹底、百分之百清除並封閉腫瘤內所有微血管，否則若只清除了部分，就有漏網之魚——而且都是精銳。一如尼采所說：「凡殺不死我的，必使我更強大。」

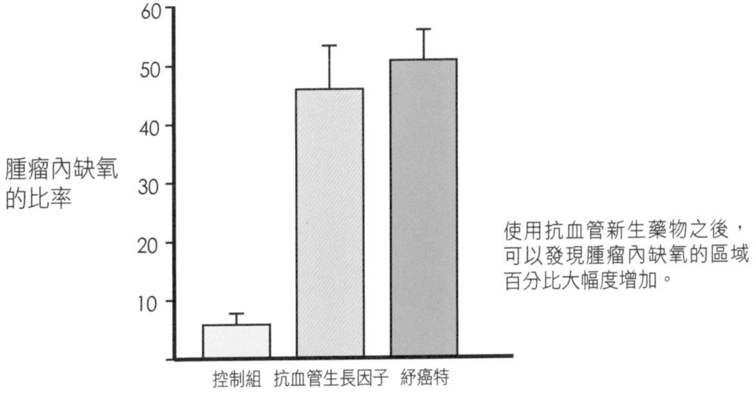

使用抗血管新生藥物之後，
可以發現腫瘤內缺氧的區域
百分比大幅度增加。

圖五十一 抗血管生長因子與腫瘤缺氧

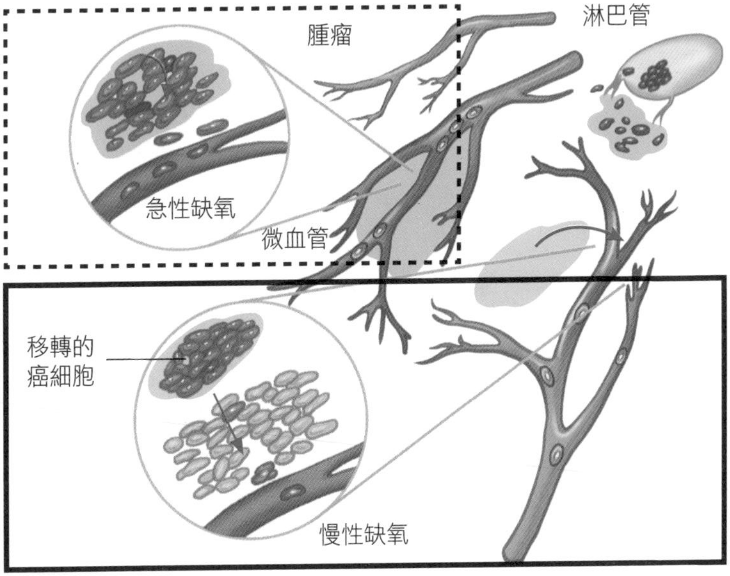

圖五十二 急性缺氧加速癌細胞移轉

但真要完全清除是有困難的，藥物的副作用太強，標靶的精準性不足，在大量使用抗血管新生藥物的同時，被殺死的不僅是腫瘤的微血管，還包含正常器官的微血管，因此攻擊腫瘤時，也造成其他器官受損。其實，如果不考慮患者在治療後會不會死亡的問題，要消滅癌細胞從來就不難，難的是如何不同時殺死患者。這些因素制約了抗血管新生藥物在臨床上的使用劑量，實際上並沒辦法把劑量加重到可以百分之百清除腫瘤內的血管，也就無法百分之百殺死癌細胞，讓殘留的癌細胞有了死灰復燃、遠端移轉的可能。

但是，就算抗血管新生藥物能百分之百消除腫瘤內的血管，還有淋巴管供作移轉的路徑，難道要繼續清除淋巴管嗎？這只會進一步破壞人體的免疫系統，削弱固有的抵抗能力。回到最初的問題：「能否藉由抑制血管新生來餓死癌細胞？」答案是可以，但現階段只能做到殺死大部分，卻有加劇缺氧及促發移轉的副作用，對癌症治療未必有益。

■改善微循環有益於癌症防治

「照你這麼說，難道我們要反過頭來改善腫瘤的血液循環？這不是反而給腫瘤更多營養嗎？」

先不論你覺得有沒有道理，如果我們反過頭來改善腫瘤的微循環，又會如何呢？二〇一一年，一篇發表在Cancer Res這個國際頂級癌症醫學期刊的研究指出，末期膠質細胞瘤的患者在輔以改善腫瘤的微循環、提高血流量的前一百一十二天，患者的存活率明顯提高；然而，在停止改善血流量後，存活率便開始下降，但仍較血流量沒有改善（甚至惡化）的患者為佳（圖五十三）[13]。

二〇一三年，美國國家科學研究院也指出：同樣在膠質細胞瘤這種最致命性的腦瘤患者身上，若能改善血液循環，能將三年存活率從二〇％提高至四五％左右，大幅提高存活率（圖五十四）[14]。

此外，較佳的微循環在改善腫瘤缺氧

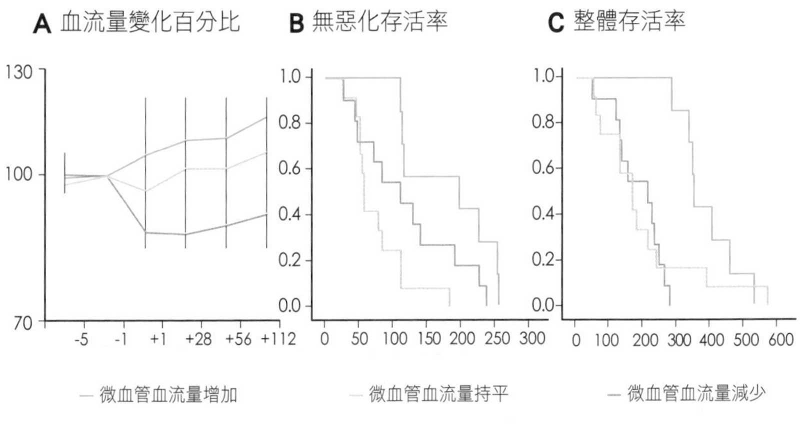

圖五十三 提高血流量與末期膠質細胞瘤患者存活率

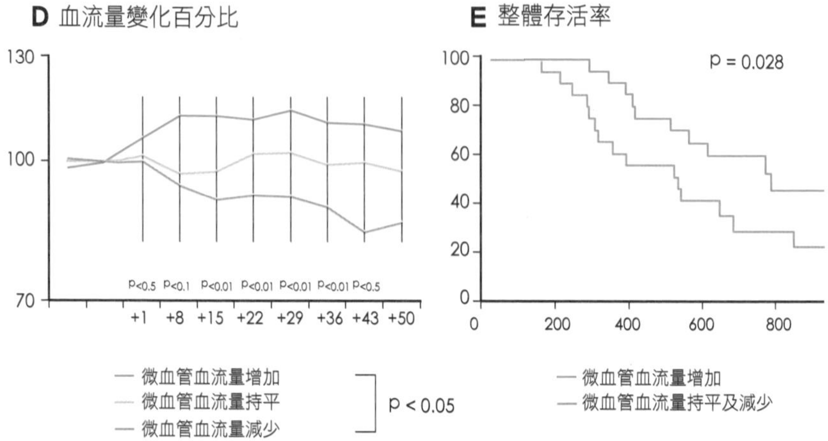

圖五十四　提高血流量與腦癌患者存活率

之餘，還帶來一些附帶的好處，能幫助藥物更有效率地抵達腫瘤深處，發揮治療效果，也能提升免疫系統。

近年來已經有相當多研究證實，改善微循環有益於癌症患者的治療及存活率，這種新的治療方式被稱為「血管正常化療法」（The Vascular Normalization Therapy），在癌症治療研究上已經逐漸取代原有的抗血管新生療法，是癌症治療的最新策略。特別是對於良性腫瘤而言，採用提高血流量的治療方法可以抑制腫瘤惡性化，避免抗血管新生療法加速惡化及移轉的副作用[15]。

血管正常化療法（或者說改善腫瘤微循環）的治療方法，之所以不會因為提供給腫瘤更多營養而促使腫瘤成長，反而發揮正面作用的原因，要回歸前面談過：血管新生作用的激發條件是：缺氧＋酸化，欠缺嚴重缺氧、酸化的環境，就無法促進旺盛的血管新生作用，也就掐住了腫瘤成長的條件，這是優良的微循環所能做的——改善缺氧、防止酸化[16]。二〇一四年發表於國際癌症頂尖期刊Cancer Cell的最新研究指出：「抗血管新生策略已被修正：從餓死癌細胞到緩解缺氧[17]。」

但這樣的新知，依醫學學術研究成果臨床化所需的時間週期，以及臺灣健保癌症藥物的採購流程，患者大約要等上三十年後才能受惠。

認為「增加血流量就會促使腫瘤成長」的盲點在於並不是供給細胞多少營養它就會吸收多少，否則哪來的糖尿病？（糖尿病源自於細胞不能攝取血液中所供應的血糖，即便血液中的血糖值超高）；相對的，饑餓療法的盲點並不是你想餓死癌細胞，它就會乖乖地讓你餓死，它難道不會去搶正常細胞的食物嗎？逼它去搶的結果就是讓癌細胞愈來愈趨向惡性化。

所以像「癌症病患應該停止吃糖，因為癌細胞愛吃糖，戒糖就能餓死癌細胞」的錯誤說法，對患者是有害的。因為癌細胞嗜糖固然不假，但當我們不吃糖而使血糖降低時，會刺激癌細胞演化出更激烈的方法去搶奪糖分，低血糖更會妨礙正常細胞的機能，降低身體的復原能力及免疫能力，反而不利於抵抗癌症。可是到目前為止仍有人做此主張，也許是因為他們握有某種不為人知的商業機密，或有萬能的天神賜予神奇的力量，能讓患者血糖值為零還能快樂地活著，否則，沒有任何可信的研究說「多吃糖就容易罹癌」或是會加速癌細胞生長，也沒有任何可靠的證據說「少吃糖就有益於癌症」[18]。但這些以偏蓋全的說法簡單易懂，又符合時下速食文化，所以在網路、手機的傳播下，反而成為抗癌保健的意見領袖。我經常覺得你我做為有幸能多受些教育、多擁有一些知識的人，有一定的社會責任去幫助更多人理解癌症，以免因錯誤的見解，讓善意分享變成為無心傷害。

「哪裡有壓迫，哪裡就有反抗」，防治癌症既不該一味地滅殺，也不是一味地放任，而是應該同時著手「消除有利於腫瘤生長的環境，以及抑制腫瘤本身的發展」，就好像要控制登革熱，絕不是只靠噴殺蟲劑，也要改善環境衛生以抑制病媒傳播；或如改善犯罪率，絕不能單靠增加警察人數及嚴刑峻法，而得同時改善就業條件、促進所得分配的公平性才行。改善微循環即是為了消除有利於腫瘤生長的缺氧環境，使患者獲益。

■改善微循環是否會增快癌細胞移轉？

「醫生說血流加速會加快癌細胞移轉。」

對於改善微循環可能不利於癌症的疑慮，除了血管新生之外，還有一種說法，認為血流速度增快會沖刷腫瘤組織，使癌細胞容易剝落。這是無稽之談，因為腫瘤內的癌細胞並非毫無遮蔽地暴露於血液沖刷當中，血管壁就像河堤一樣將外側細胞隔離於血液之外，而且就算血管壁破裂，由於壓力差的緣故，也是血液往血管外流，而不是細胞往血管內流，就像受傷時血液會往外流，而不是把外物往內吸是相同的道理。再者，血管破裂時，血小板會立即發揮凝血作用，堵住缺口。

實際的情況是，癌細胞因受到結締組織約束，要進入微血管或淋巴管主要靠侵入作用（Invasion），是指當癌細胞周邊嚴重缺氧時，它會想逃命，因此將進行「上皮變間質型的轉化」（Epithelial-Mesenchymal Transition，EMT轉化），讓癌細胞把自己變成像變形蟲般，蠕動著鑽到血管、淋巴管內，再移轉到別的器官，這個現象和血流速高低沒關係，反倒是微循環愈差，腫瘤愈缺氧，侵入現象愈強。

若說血管壁外癌細胞不會受到血液沖刷的影響，那血管壁裡面呢？血栓就是發生在血管壁內，對生命健康造成危害的因子。對於血栓而言，微循環快或慢，有著與癌細胞截然不同的意義。

註解：

1. Pham Isabelle et al., Hypoxia upregulates VEGF expression in alveolar epithelial cells in vitro and in vivo, American Physiological Society, 2002.

2. Mike F. Burbridge et al., The effect of extracellular pH on angiogenesis in vitro, Angiogenesis, 1999.

3. 胡俊良，〈蕾莎瓦（Sorafenib）——肝癌治療的新希望〉，臺南市立醫院，2009年。

4. Brose MS et al., Sorafenib in radioactive iodine-refractory, locally advanced or metastatic differentiated thyroid cancer: a randomised, double-blind, phase 3 trial, Lancet., 2014.

5. 因副作用太強，德國拜耳藥廠已在2014年正式公告蕾莎瓦第三期臨床試驗失敗。

6. Marta Pa` ez-Ribes et al., Antiangiogenic Therapy Elicits Malignant Progression of Tumors to Increased Local Invasion and Distant Metastasis. Cancer Cell, 2009.

7. Sandler A et al., Treatment outcomes by tumor histology in Eastern Cooperative Group Study E4599 of bevacizumab with paclitaxel/carboplatin for advanced non-small cell lung cancer, J Thorac Oncol, 2010.

8. Sarah J. Conley et al., Antiangiogenic agents increase breast cancer stem cells via the generation of tumor hypoxia, PNAS, 2012.

9. Büchler P et al., Tumor hypoxia correlates with metastatic tumor growth of pancreatic cancer in an orthotopic murine model. J Surg Res, 2004 .

10. Erler JT et al., Lysyl oxidase is essential for hypoxia-induced metastasis, Nature, 2006.

11. Jun W. Kim et al., The Role of the 3D Environment in Hypoxia-induced Drug and Apoptosis Resistance, Anticancer research, 2011.

12. Naz Chaudary et al., Hypoxia and Metastasis, Clin Cancer Res, 2007. 這張圖同時也說明為什麼有些腫瘤明明長期控制良好，卻會因為患者一些促發性的缺氧因素而突然惡性化。

13. A. Gregory Sorensen, Increased survival of glioblastoma patients who respond to antiangiogenic therapy with elevated blood perfusion, Cancer Res, 2011.

14. Batchelor TT et al., Improved tumor oxygenation and survival in glioblastoma patients who show increased blood perfusion after cediranib and chemoradiation, Proc Natl Acad Sci USA, 2013.

15. Shom Goe et al., Vascular Normalization as a Therapeutic Strategy for Malignant and Nonmalignant Disease, Cold Spring Harb Perspect Med, 2012.

16. 改善微循環（改善缺氧）之所以能揮發抑制腫瘤的效應，除了所述的原因之外，還牽涉到一個與代謝有關的華堡效應（Warburg Effect）及缺氧因子HIF的轉錄作用，有興趣的讀者可以自行查詢相關資料，或參考拙作《氧生：21世紀最有效的防癌新革命》。

17. Rakesh K. Jain, Antiangiogenesis Strategies Revisited: From Starving Tumors to Alleviating Hypoxia, Cancer Cell, 2014.

18. 高血糖與癌症間確實具有連動性，但並非因高血糖使癌細胞能攝取更多糖分，而是第六、七章所述，代謝變異與微循環障礙間的互動關係。

|第九章|

血流速與血栓形成

過慢的血流速容易導致血栓形成，但過快的血流速也可能造成血栓脫落，兩者皆有不利；和血糖類似，太高太低都有問題。

■血栓栓塞簡介

所謂的血栓（Thrombus）和外傷傷口上的血痂是同一件事，只是血痂是結在血管外，血栓則是在血管內而已。血栓栓塞（Thromboembolism）是指因血栓所造成的血管栓塞現象，血栓栓塞是造成中風、休克、心肌梗塞、肺動脈栓塞等重大疾病及死亡的主因[1]。

很多人一聽到血栓就會覺得可怕，但血栓其實很常見，擦撞、淤血、血液滯流都會使血小板釋出纖維蛋白，纏繞紅血球而形成微血栓。絕大多數的血栓及血栓栓塞現象都可以透過血液中原有的抗凝血酶原（Anti-thrombin）及免疫細胞加以分解、代謝；如果情況較嚴重，栓塞區也會誘發血管新生以改善缺血、缺氧的現象，因此多數血栓並不會傷害身體。

如果靠身體自己的反應還不足以完全分解血栓，也可以藉由外力（例如抗凝血劑）加以改善。但嚴重堵塞的栓塞現象，特別是栓塞部位為重要動脈或支動脈時，往往造成組織器官急性缺血、缺氧，引起器官衰竭或壞死，造成中風，甚至致死。

血栓栓塞的傷害性，主要受三個因素的影響（圖五十五）：

一、血栓的形成與分解

無論動脈、靜脈還是微血管的血栓，其過程都始於血管內皮層破裂，血小板釋出纖維蛋白和連接蛋白以形成血塊止血。因此血管內壁是否經常有傷口、是否有血栓形成、形成的血栓尺寸大小，是影響血栓栓塞危害性的首要因素。例如微血管中常見的微血栓，雖然數量眾多但產生的危害很有限；反之，因病患長期臥床導致腿部靜脈血流淤滯的深靜脈血栓栓塞，往往因體積大而引發嚴重傷害，脫落後可能造成具有致命性的肺栓塞。

二、血栓的脫落與栓塞

血栓並非先天游離於血流中，而是像香菇一樣先黏附於血管壁上慢慢成長，而後才脫落形成栓塞。因此可能造成血栓脫落的原因，例如過高的血流速、血栓表面脆化、血栓的破裂等，都是造成血栓栓塞的重要因素。而血栓脫落後是否造成嚴重堵塞，以及是否能夠被快速分解，也影響血栓栓塞傷害程度的嚴重性。

三、動脈的狹窄化

血管若變得狹窄就容易被栓塞。動脈負責血液供應，動脈粥狀硬化導致的血管狹窄處，不只容易形成血栓、容易被血栓堵塞，更容易造成重大危害，也是血栓栓塞的重要風險。

■血流速與血栓形成、分解

為什麼血液在血管中流得好好的，卻

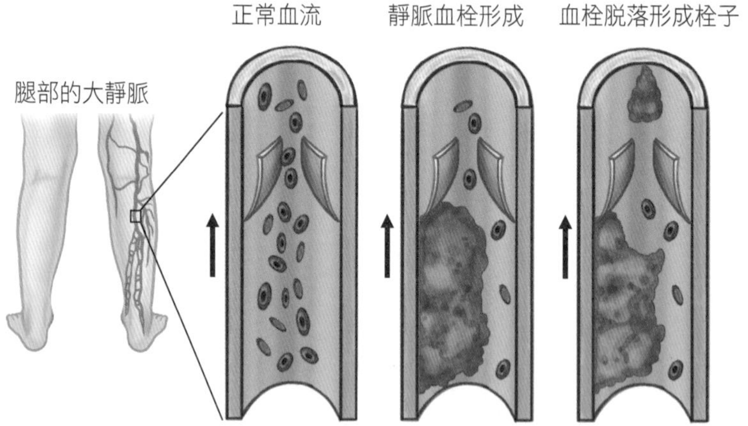

圖五十五　靜脈血栓的形成與脫落

會在血管內壁形成血栓呢？這與血液凝血的特性有密切關連。我們可以說：「如果沒有凝血機制，根本不會形成血栓。」

血液和一般水溶液有一個根本性差異，它一方面必須隨時處於「準備凝血狀態」以因應受傷時的止血需求；另一方面又必須抑制凝血反應，以維持血液流動性，如何維持血液「凝血與抗凝血」之間的平衡，是攸關性命的大事。凝血不足像是血友病，不但體表傷口不易癒合，膝關節、肘關節和踝關節還特別容易出現內出血，導致關節畸形、殘疾，當內臟出血或顱內出血則易危及生命；凝血過度則直接造成大腦大範圍的微血管栓塞，可能直接致死。

為了避免不必要的凝血作用，人體主要靠兩個機制來抑制血小板的凝血作用。首先，在血管內皮細胞的表層具有抑制血小板凝血機制的因子，平時血小板並不會凝結，唯有當內皮細胞膜受損，使底下的膠原蛋白暴露，或是傷口邊緣有結締組織時，才會刺激血小板黏附、聚集及活化，釋出纖維蛋白，形成血栓，以封堵受損的血管，抑制出血（圖五十六）。

血栓形成的重要因素是「血流速減慢」。在正常血流速中，由於比重的關係，紅血球及白血球位於血流的中心軸，其外是血小板，再其外是血漿邊流，因此受隔於血漿邊流，僅有少量的血小板能接觸到血管內膜。但血流速減緩時，此隔離效果便不復存在，大幅增加血小板接觸並黏附於內膜的可能性。因此，血流較緩的靜脈發生血栓的機會是動脈的四倍之多，腫瘤內部及血管分支處血流速減緩或易產生渦流的地方，也更容易併發血栓。

又例如血管內壁病變發炎時，也可能暴露出底層的膠原蛋白，形成血栓。當缺氧引起血脂過高或毒性物質過高時，便容易損傷血管，使血管內膜壞死或剝落，增加血栓生成的機會。

血流速減緩讓被激活的凝血因子達到較大濃度，使凝血過程延長及範圍擴大。也使大量纖維蛋白容易形成纖維蛋白網，網羅許多紅細胞、白細胞及其他雜質，進一步擴大血栓的範圍。因此改

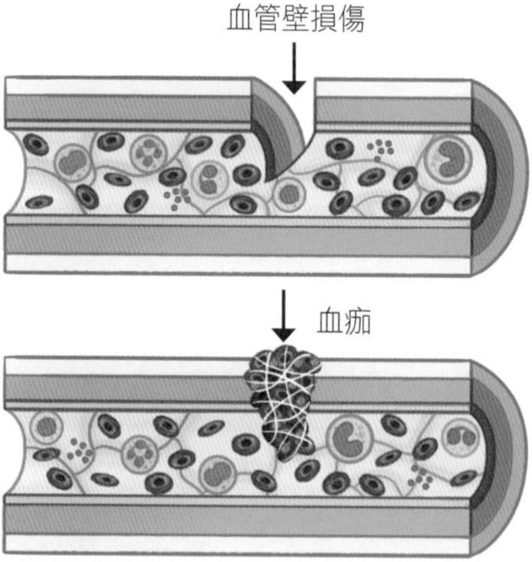

圖五十六 血栓的形成

善血液循環能抑制血栓形成及減小血栓的體積，有利於預防血栓，例如有運動習慣的人較久病臥床的患者不容易發生血栓。

血栓形成後是可以被分解的。當血栓形成並完成止血任務之後，在正常血流下，血栓代謝機轉會啟動纖溶系統將已形成的血栓軟化、溶解、吸收，白血球亦釋出蛋白溶解酶，以溶解軟化血栓成分，小的血栓可被溶解吸收而完全消失。提高血液循環速度亦有助於血栓分解，加速體內清除淤血、血塊，在臨床上是很常見且有效的治療方法。

■血流速與血栓脫落、栓塞

雖說提高血流速有助於抑制血栓，但絕不是說血流速愈快愈好，血流速的過快或過慢都會增加血栓栓塞的風險。

以血流速增快而言，如果血栓發生在血壓高且不斷搏動的動脈中，狹窄化的血管往往使血流速變得更快，脆化的血栓結構在血流衝擊下可能整個或部分脫落，而在血管中漂流，這些血栓被稱為栓子（Embolus），是導致血栓栓塞的原因。而且，過快的血流速會在血管內壁形成剪力，刮傷內壁，也會使血管底層膠原蛋白暴露及發炎，增加血栓形成的機率（圖五十七）。

雖然較快的血流速容易使血栓脫落，但相對的，因為血流速較快，栓子會被沖流到末端管徑較小的血管方才堵塞，而較慢的血流速則使栓子易堵塞於較大的血管，無形中增加血栓傷害的範圍。這與水流速愈快愈不容易堵塞是同樣道理。

另外，較快的血流速中，血液裡的其他異物較不易繼續沉積、堵塞於栓塞處，也能減少栓塞體積，使栓塞較容易被分解。較快的血流速提供栓塞區更多血液，緩解缺氧傷害，可減小傷害程度。

至於較慢的血流速雖然不易衝擊血栓，造成脫落，但在血壓較低且沒有搏動的靜脈中，持續增加體積的血栓往往會堵塞靜脈血流，進一步降低血流速而導致連續性血栓生成，當血栓繼續增大導致完全阻塞血管時，則血流停止、凝固。陳舊的血栓會因為水分被吸收，變得乾燥、易碎，一旦遭受外力，也會脫落而形成栓塞（圖五十八）。以上種種，可見過快或過緩的血流速都會增加血栓的風險，不能一概而論，但可以確定「不存在血流速愈快愈好」的說法。正確來說，重點在於維持血液循環的「流暢性」，觀察是否缺氧，是否有血栓形成，而不是僅在乎血流速快慢而已。

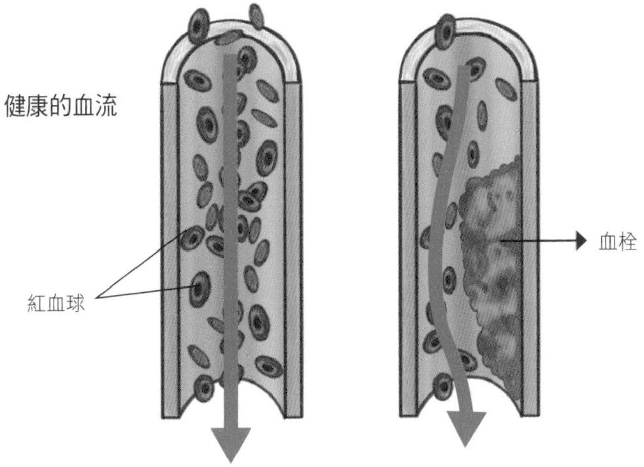

圖五十七 正常血管與血栓

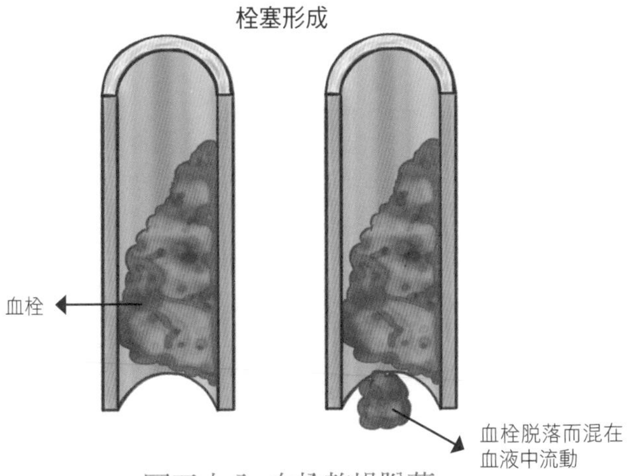

圖五十八 血栓乾燥脫落

■血流速與動脈狹窄化

血管狹窄化是栓塞形成的重要環境因素，也是大血管被小型栓子所堵塞的重要原因，並因此造成大範圍的組織缺血、缺氧性損傷。

血管狹窄化主要與「血管內壁的纖維化」、「血管內層脂肪的堆積」以及「血栓的形成」有密切關連，動脈粥狀硬化便是同時兼具以上三種原因的病症，此疾最初是因為血液中含有過高血脂（高血脂症），導致低密度膽固醇滲入血管內層形成油脂斑（Fatty Streak），並慢慢形成脂質核心（Lipid Core）。為了包覆這些脂質核心，纖維細胞製造出纖維層，逐漸形成凸出於血管內壁的粥狀瘤斑塊（Atherosclerosis Plaque），導致血管狹窄。這些斑塊外側的血管內膜也可能因為發炎、纖維層過薄、脂質核心太厚、出血、鈣化、壓力過大、血流剪力過大等原因而產生新的傷口，誘使血小板凝結而形成血栓，堵塞血液流動或脫落而造成栓塞現象。

即便沒有血栓，在脂質沉積更嚴重的情況下，這些斑塊也可能破裂，釋出包覆的脂質核心及其他物質，形成油栓漂流於血液中，導致其他部位的栓塞現象（圖五十九）。

動脈粥狀狹窄化最主要的原因是：低密度膽固醇及纖維蛋白在血管壁的內層中持續累積形成斑塊。而研究顯示，較高的血流速能減少低密度膽固醇沉積在血管內層[2]，也能減少血管內壁上形成纖維蛋白[3]，因此提高血流速有助於預防或抑制動脈斑塊形成。

但血流速增快對於原本就已經瀕臨破裂的斑塊，或已經極狹窄的血管而言（堵塞率大於九〇%），卻可能增加血流對斑塊表面沖刷的剪力而使其破裂，進而形成血栓。但在形成血栓之後，緩慢的血流速會使血栓順利地成長而堵死血管（圖六十），造成新的栓塞現象；反之，若血流速仍維持高速，則可以幫助血栓分解。因此血流速增加對於動脈

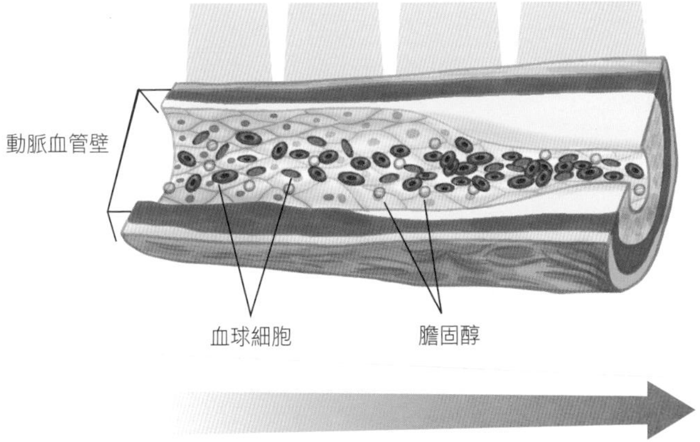

圖五十九 動脈粥狀硬化的發展進程

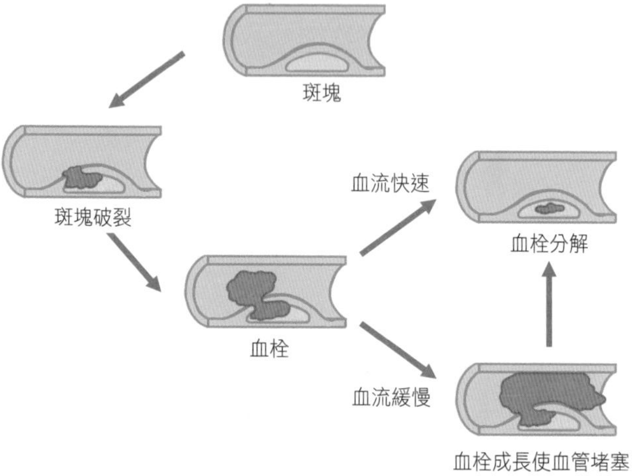

圖六十 血流速快慢對於血栓成長或分解的影響

血栓栓塞傷害要件	病理現象	有利	有害
血栓的形成與分解	抑制血栓的形成	v	
	減少血栓的體積	v	
	幫助血栓的分解	v	
血栓脫落與栓塞	血栓的脫落		v
	血栓的堵塞	v	
	減低栓塞的缺氧傷害	v	
動脈的狹窄化	抑制高血脂	v	
	抑制斑塊的形成	v	
	造成斑塊的破裂		v

圖六十一 血流速增加的影響

狹窄化的栓塞風險而言，同樣兼有正面效果和反面效果。但整體而言，較佳的血流速有助於避免動脈狹窄化。

■改善微循環與血栓栓塞

雖說血液流速增加對於血栓栓塞的影響是多方面且複雜的，就特定情況而言可能會增加血栓脫落的機會。但就當今社會而言，普遍的問題是血流不順而不是血流太快。而且，人體的血流速原本就不是一個定值，會受到活動量、飲食、情緒、天氣冷暖等影響，而在一定的範圍內變動。例如僅是散步或上樓這類活動，便可以使心跳加快，令血流速較安靜時增加一〇%以上。換言之，除去極劇烈的血流速變化，否則該脫落的血栓還是會脫落，過度考慮血流速可能增加血栓脫落的風險，反而導致不必要的情緒恐慌（圖六十一）。

各種常見的血栓栓塞，例如腦栓塞、心臟栓塞（心肌梗塞）、靜脈栓塞、肝腎栓塞、肺栓塞，基本上都與血流速緩慢有關，只要在正常血流速範圍之內改善血液循環，整體而言有益於預防血栓栓塞及治療，可有效降低中風或心肌梗塞的風險。

註解：

1. 當血液循環中出現異物，隨著血液流動運行至血管的狹窄處，並堵塞血管造成血流淤滯的現象，稱之為栓塞（Embolism），至於阻塞血管的物質則被稱為栓子（Embolus）。栓子的類型包含固體血栓（多數來自於剝落自血管壁上的血栓）、液體油脂，或是氣栓。其中，99%的血管栓塞都是由脫落的血栓造成的，故稱之為血栓栓塞。

2. Mike F. Burbridge et al., The effect of extracellular pH on angiogenesis in vitro, Nobuko Koshiba et al., Multiphysics Simulation of Blood Flow and LDL Transport in a Porohyperelastic Arterial Wall Model, J Biomech Eng, 2006.

3. HR Baumgartner, The role of blood flow in platelet adhesion, fibrin deposition, and formation of mural thrombi, Microvascular Research, 1973.

|第十章|

情緒失衡、精神官能症與失智症

看著選舉和股災，大家互相攻擊的語言，不知不覺中也把自己帶進焦躁的情緒裡。

■機能下降：微循環障礙與精神官能症

大腦是對氧氣非常敏感的器官，腦神經細胞在完全中止氧氣供應後只需六秒鐘便告死亡。大腦也是消耗氧氣量極大的器官，它九九・五％以上的能量來自於葡萄糖的有氧代謝，這些能量主要用於發送電性訊號及維持活性。可是即便已獲得人體二〇％以上的氧氣供給，停止呼吸六分鐘後，大腦便會耗盡全身血液中的儲備氧氣，並因缺氧而造成不可逆的腦損傷。相較於捐贈的心臟或肝臟在器官移植前還可保存數小時，大腦對氧氣無疑是高度依賴的，因此當大腦血流量偏低時（供氧不足），就會造成大腦機能下降。

精神官能症（Neurosis）或稱為神經症，是十分常見的大腦及神經系統的亞健康狀態，在現代都會生活中變得愈來愈常見，像感冒一樣，人一輩子中都會得上幾次，只是程度強弱不同而已。一般人常聽到的「腦神經衰弱」、「自律神經失調」、「失眠症」等，往往就是精神官能症或其前期表徵。發生時，人的心智能力，包含情緒調節、意志力、適應環境、自我反省、學習、轉念、調適生活及人格發展等能力都會降低，就像感冒時體能會下降一樣，若再面對突增的心理、生理、社會、環境壓力時，會因超過承受能力而產生退縮、受挫、沮喪、防衛的心理狀態，陷入其中而難以自拔。

簡單地說，精神官能症是因為「大腦中與情緒相關的部位機能不良，使之對各種壓力的處理能力下降，導致心理或行為上的不適應」。某個角度來說，和「免疫系統機能下降，使身體對病原的抵抗力變差，導致容易生病」的過程很像，只不過一個是生理，一個是心理層面。

在行為上，由於恐懼、不自信和攻擊性往往是一體兩面，因此精神官能症常出現抑鬱、悲傷、焦慮、恐懼、易怒、煩躁不安、自我價值感低落、消極、習慣性幻想、強迫性行為，容易陷入不愉快的想法，並有人際關係障礙[1]。精神官能症有時候會併發身心症，產生如頭痛、頭暈、失眠、心悸等生理現象。相較於生理上的亞健康，心理上的亞健康對生活、人際、職場造成更大影響，卻較少受到關注和照顧。

精神官能症的成因同時與心理、生理、社會環境等因素有關，當這些因素累積到超過承受能力時，就會造成不同程度的症狀，而不能單以患者人格不成熟、調適能力欠佳，或是心理不夠堅強等心理因素來解釋。

腦部的微循環障礙就是精神官能症的病因之一。實驗顯示，大腦血流量降低會導致缺氧，令腦細胞能量不足，影響與情緒調節有關的神經生化分子的製造，而誘發精神官能症[2]。當腦部供血不足時，為了因應缺氧狀態，腦部會降低代謝水平來自我保護，但這種保護機制會造成「情緒化、覺得有壓力、無助感及適應力下降」的副作用[3]，稱之為「缺氧性精神官能症」。美國專業醫療分析網站eHealthMe便有專為「缺氧性精神官能症」患者開闢的專案，提供線上醫療諮詢及手機App軟體的即時性服務。

當我們改善大腦的微循環後，確實可以讓心情變得更好，處理工作及日常事務也更得心應手。如果發現自己或親友突然有易怒、情緒不穩、焦慮、記憶衰退的現象時，其原因可能只是大腦缺氧。就像運動員感冒時表現不好，我們不會用訓練、意志力不足等因素來批評他。我們也應該用更中性、更理解的態度來看待精神官能症，除了從心理層面提供協助，時常關懷之外，再改善腦部微循環，往往能達到極佳的效果。

■機能病變：微循環障礙與躁鬱症

「妳幹嘛一直想不開！」

當大腦缺氧的程度加重，便可能由精神官能症惡化成更嚴重的精神疾病，例如憂鬱症。傳統把憂鬱症視為精神疾病，主要從心理學、社會心理學、人格特質、遺傳學進行分析，多數患者會接受心理諮商治療與大腦神經傳遞物質有關的藥物治療，但憂鬱症也與大腦血流量不足有關。

前文提到，缺氧會影響大腦神經生化分子的製造，導致腦神經細胞機能病變，因而誘發精神性疾病，一九九七年時便有學者觀察到這個現象，發現一些用來改善心血管疾病的藥物對憂鬱症同樣也有幫助[4]。腦部掃描也顯示憂鬱症患者的腦部血流速低於正常人（圖六十二），研究指出這種腦供血量不足的現象極可能是老年憂鬱症（Late-Onset Depression）的成因[5]，這一類因腦供血不足的憂鬱症被稱為「血

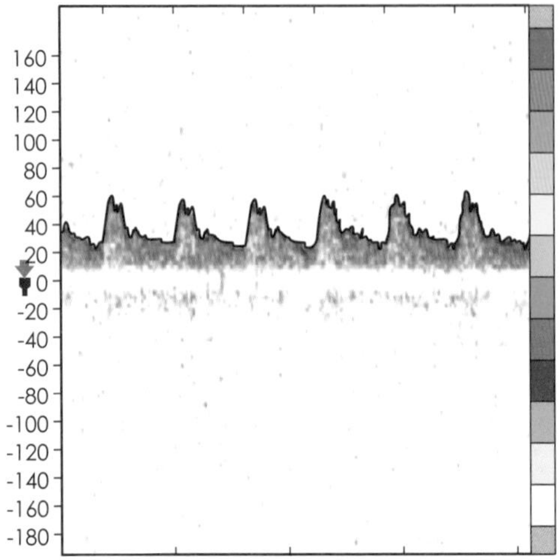

八十二歲 重度憂鬱

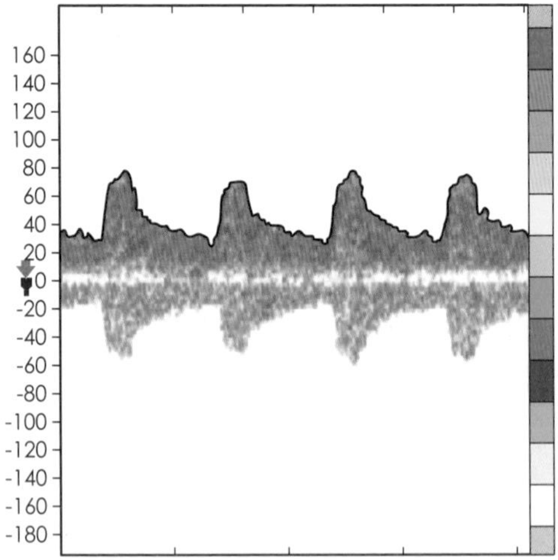

七十九歲 正常

圖六十二 憂鬱症與腦部血流

管性憂鬱症」（Vascular Depression）。

在斷層掃描中，發現憂鬱症與「大腦負責情緒調節的區域」的血流量不足有關。例如「基底核」，目前知道它主要負責控制自主運動、整合調節細緻的意識活動和運動反應，同時參與記憶、情感和獎勵學習等高級認知功能；又例如「前額葉」，有抑制本能衝動的功能，通常與記憶、感情、團體溝通、創造力、學習有關。前額葉受損會導致情緒調節障礙，失去自我控制的能力，出現髒話過多、性欲亢進、社交障礙、強迫性賭博、吸毒（包括酒精和菸草）等行為。

在憂鬱症或躁鬱症患者身上都發現基底核、前額葉血流量減少、代謝強度下降的現象[6,7]。這兩個區域的機能下降，顯然影響患者的認知能力，也使他失去理解現實、解決問題的能力，不只溝通能力變差，也讓他們容易陷在不愉快的情境或想法裡——例如，男朋友偷跑去找前女友還送她禮物——不斷沉溺於事件所引起的負面情緒。用一般的話說，大腦會因缺氧而難以形成新的認知，他們無法轉念或難以放下，表現在外就是「想不開」，怎麼講都不聽，甚至在面對人際關係時變得退縮。

躁鬱症患者的大腦還有「額下回」（Inferior Frontal Gyrus）[8]發生代謝水平降低的現象，這個區域與風險規避有關。研究發現，良好的風險規避能力與額下回活性有關，此區域的機能下降，可能使「自我保護意識」薄弱[9]，所以躁鬱症患者較正常人更常做出不計後果的決定。然而在抑鬱期，患者會哭泣、缺乏與他人眼神交流、對生命萌生負面看法，也有自殺的可能。躁鬱症患者自殺或自殘的比例遠較正常人高，自殺者中約四〇%以上患有憂鬱症或躁鬱症。以目前臺灣每年約有三千五百人自殺計算，其中約為一千四百人有憂鬱症或躁鬱症。

另外，「迷走神經刺激療法」（Vagus Nerve Stimulation）也值得一提，它是以電流直接刺激神經，本為用於治療癲癇的方法，新的研究發現能增加前額葉及額上回的血流量。由於額上回這個區域與自我意識、協調動作感覺，以及「笑」的情緒反應有關（受刺激時有笑的反應），此療法現在也被應用於治療憂鬱症[10]。

憂鬱症可說是一種「神經遲鈍狀態」的階段，躁症則是「神經失衡狀態」，和肌肉痠痛、發炎是類似的概念，不需要把它視為羞於見人的疾病。過去治療精神官能症與憂鬱、躁鬱症的方式偏向兩種極端：從生理來說，採用藥物直接干預大腦機能；或是採用心理諮商技術，強化個案的心理自癒能力（心理諮商也可說是引導患者重建其大腦神經迴路的過程）。但這兩種方式都有局限：藥物容易形成依賴，因為患者的自我能力並沒有被強化，大腦的神經迴路也沒有得到改變，只是被抑制；心理諮商則很難克服生理上的障礙，例如當患者的額上回缺氧，失去「笑」的生理功能時，再怎麼諮商也很難克服這種出於生理功能障礙所導致的心理病症，就像少一條腿的人很難騎腳踏車一樣。

既然精神疾病的病因同時來自心理層面及生理層面，對兩者都進行治療，無疑是更安全、有效的策略。我們和羅秋怡院長[11]合作，在好幾個案例上發現，若心理諮商治療上配合使用射頻微波晶片有更好的效果。

■功能喪失：記憶力衰退與老年失智

當大腦供血進一步短缺，會導致大腦部分功能喪失，特別是記憶能力，反之則可以改善記憶力衰退的現象。研究顯示，大腦血流量愈高，記憶力測試中的得分也愈高（圖六十三1），完成測試所需的時間就愈短（圖六十三2），可以幫助提升記憶力及工作效率，並幫助容易因老化引起的大腦病變——阿茲海默症[12]。

老化所引起的記憶力及認知衰退，主要有三個原因：神經傳遞物質減少、腦部血液循環不良、環境生理心理等壓力造成的損傷積累，而腦部微循環障礙是非常重要的因素。

導致大腦微循環障礙的因素中，代謝症候是重要的因素。第七章說明了微循環障礙與代謝症候是互相影響的惡性循環，所以代謝症候級數愈高的患者，微循

1

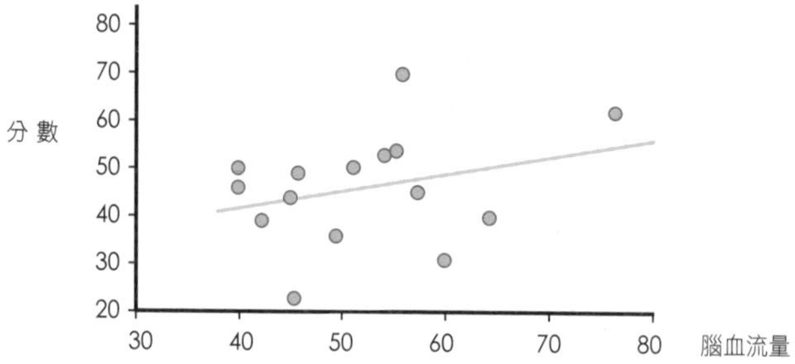

記憶力測試

2

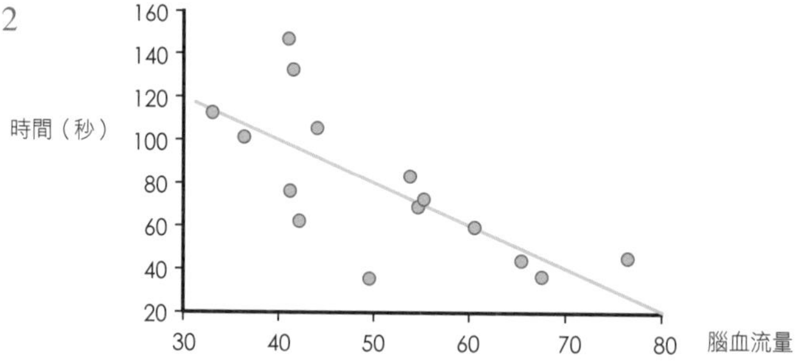

完成測試所需時間

圖六十三　大腦血流量與大腦機能

環障礙也愈嚴重，他們的腦血流量（Cerebral Blood Flow, CBF）往往比平均值更低，嚴重的患者供血量較正常人少一〇%以上（圖六十四）。許多老年人就是先有身體微循環障，逐步擴張到腦部的微循環障礙，進而導致腦缺氧，引發記憶力退化的病症[13]。如果有四肢末梢麻木的現象，就要特別留意失智症的風險。

記憶是人記憶信息的能力，也牽涉到自我認知，通常分為三個主要類型：短期、長期和工作記憶。短期記憶是記憶新信息的能力，例如在沒有紙筆的情況下，聽他人口述電話號碼，然後撥打。長期記憶是記住過去曾經歷或習得事物的能力，例如想起某個長時間沒見

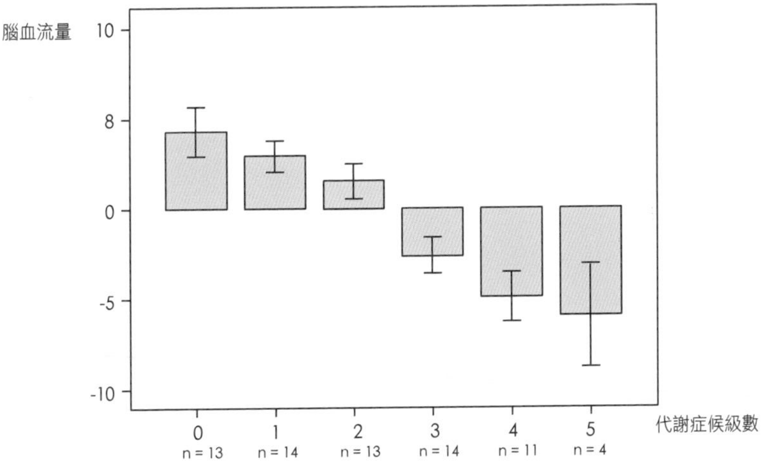

圖六十四 代謝症候級數與腦血流量

到的人的名字。而短期記憶較長期記憶更易受老化的影響。

工作記憶較為複雜，但很重要，例如生意興隆的小吃店老闆，要記住客人叫了什麼菜，又要煮，還要算帳，這種「對記憶的內容進行再加工」的記憶力即為工作記憶。當工作記憶不足時，很容易加減乘除到一半就忘了前面客人點了哪些東西。

記憶產生、分類、儲存及提取都需要經由視丘、海馬回、皮質等區域的神經細胞的突觸網絡來進行。當缺氧的情況更嚴重，大腦不只是機能下降或混亂而已，神經細胞會出現損傷、突觸會萎縮、記憶訊號會中斷。在記憶力退化的過程中，一開始是短期記憶及工作記憶能力萎縮，而後會出現記憶提取的障礙——想不起來，但一經提醒就立刻能回憶起來——記憶本身仍存在，只是有提取的困難。最嚴重的情況是記憶本身已經喪失，就像硬碟磁區毀損，即便經過提醒也無法回憶起來。例如大腦的海馬回是形成、儲存、讀取長期記憶最關鍵的區域，研究發現阿茲海默症患者的海馬回都有血流量不足的問題[14]。

記憶牽涉到自我認知，失智者的悲哀在於自我的消逝，他的記憶力、判斷力、經驗及智慧逐漸離去，一些看似荒唐的行為，其實是大腦無法妥善處理問題、情境，過度簡化的結果。

前文提到的精神官能症、躁鬱症、記憶力喪失，這些病症在心理、情緒及行為的種種特徵會逐漸疊加進病人的人格中，導致性格轉變，出現恐慌、被迫害妄想、易怒、情緒起伏大，或者是退縮等行為，最晚期則喪失意識能力以及人格死亡。

人會依據過往的經驗來決定人際互動的方式，例如有恩報恩，有仇報仇，記憶喪失會嚴重影響人際互動。此外性格的轉變也會影響人際互動能力，後期則會退化到幼童般「不諳世事」的模式。失智症病人這種事物處理、人格情緒，以及人際互動上的轉變及退化，在被診斷為失智症之前，往往造成旁人嚴重誤解及衝突，第一波受害者總是親人。

老人失智症的嚴重性正隨著社會高齡化而逐年增加，長期照護往往造成家庭經濟沉重的負擔，讓家屬陷入天人交戰中，並引起人際互動問題。家中若有長輩得到失智症，往往導致全家人不同程度的精神官能症。

若說癌症是破財，失智就是破財再破家，這是非常嚴重的社會問題，花費的社會成本是天文數字，失去的親情更難以挽回，這不是政府多編列老年長照預算就能解決的事，還是要回歸疾病的預防保健上。研究顯示提高腦血流量能幫助改善阿茲海默症患者恢復記憶力[15]，可見失智症不是毫無希望的疾病，而是可經過治療，改善大腦微循環而遏止病情惡化。

因為老年失智症多半在年紀大時才發生，依統計平均壽命值來推算，只要延後五年發病就可以減少一半以上的發病率，延後十年則幾乎不會發生。因此我們特別想推廣「改善微循環，就能幫助失智症」的觀念，雖然無法快速達成，但確實可以延緩失智症發生及惡化，把理論上的病發期拖到「壽終正寢」後，就可以減少失智症發生。

大腦是人體的重要器官。《靈樞經》稱「腦」為髓海，又指出：「髓海有餘，則輕勁多力，自過其度；髓海不足，則腦轉耳鳴，脛酸眩冒，目無所見，懈怠安臥。」這話的意思是說，若大腦機能良好，人就靈活有力，能自我調理（有自癒能力）；反之則頭昏耳鳴，容易四肢痠痛、暈眩（末梢循環不良且有姿勢性暈眩）、視力退化、倦怠無力、精神衰弱，需要安臥休息。

大腦如此重要，可是現代人似乎漠不關心，我們常說「要保肝，不然人生變黑白」，卻不注意大腦也會生病，也需要休息、保健。忽略這點，除了本章所述，還會發生什麼事呢？

註解：

1. Dr. C. George Boeree, A Bio-Social Theory of Neurosis, 2002.

2. A rapetiants MG, The participation of cerebral hypoxia in the pathogenesis of neuroses, 1997.

3. Vvedenskaya OY et al., Neurosis of acquired helplessness and role of hypoxia in the formation of this disorder in rats, Bull Exp Biol Med, 2003.

4. Alexopoulos GS et al., 'Vascular depression' hypothesis, Arch Gen Psychiatry, 1997.

5. George S.Alexopoulos et al., Vascular depression: a new view of late-onset depression, Dialogues in Clinical Neuroscience, 1999.

6. Baxter LR Jr et al., Cerebral metabolic rates for glucose in mood disorders. Studies with positron emission tomography and fluorodeoxyglucose F 18, Arch Gen Psychiatry, 1985.

7. P. Videbech, PET measurements of brain glucose metabolism and blood flow in major depressive disorder: a critical review, Acta Psychiatrica Scandinavica, 2000.

8. Hosokawa T et al., Brain glucose metabolism difference between bipolar and unipolar mood disorders in depressed and euthymic states, Prog Neuropsychopharmacol Biol Psychiatry, 2009.

9. Christopoulos, GI. et al., Neural correlates of value, risk, and risk aversion contributing to decision making under risk, J Neurosci, 2009.

10. Conway CR et al., Cerebral blood flow changes during vagus nerve stimulation for depression, Psychiatry Res, 2006.

11. 羅秋怡是臺南上善心理治療所院長，著有《長大後，最希望忘卻的記憶校園霸凌》及《男人的情字這條路》等書。

12. Katherine J. Bangen et al., Interactive effects of vascular risk burden and advanced age on cerebral blood flow, Frontiers in Aging Neuroscience, 2014.

13. Alex C. Birdsill et al., Low cerebral blood flow is associated with lower memory function in metabolic syndrome, Obesity, 2013.

14. Guido Rodriguez et al., Hippocampal perfusion in mild Alzheimer's disease, Psychiatry Research, 2000.

15. Andrew B. Newberg et al., Meditation Effects on Cognitive Function and Cerebral Blood Flow In Subjects with Memory Loss: A Preliminary Study, Journal of Alzheimer's Disease, 2010.

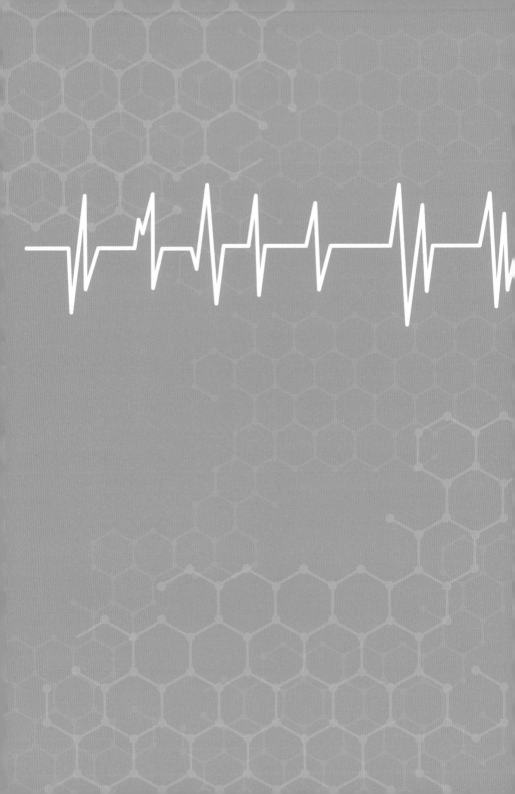

【第三篇】

氣血的保健

|第十一章|

身心失衡與大腦、神經的保健

回歸過去的自然生活才是健康之道，你覺得呢？

資訊爆炸的時代

我們當然不可能回歸過去的自然生活，現代醫療為我們帶來更健康的生活及更長的壽命，百年來發展的政治、經濟、科技、人權思想，帶來更公平的社會、更豐沛的物質、更安全的公衛，使多數人免於饑荒、天災、戰亂。像天花、瘧疾、霍亂、黑死病、小兒痲痺、各式各樣寄生蟲等感染疾病，在多數國家近乎絕跡，取而代之的是營養過剩的代謝疾病，先進國家的平均壽命已從四十幾歲延長到七十歲以上。

現代人的生活條件固然在許多方面都優於過去，但提供給大腦的生活條件卻每況愈下。

現代人大腦的負擔是古代人的數十倍，報紙的新聞、電視的影視政論、電腦上Facebook的動態，街上琳琅滿目的招牌廣告，以及滑不完的手機，這些企圖牢牢抓住我們注意力的聲光資訊，不斷經由五官進入腦幹，再傳送到大腦的視丘進行匯整。視丘將訊號依視覺、聽覺、觸覺等不同類別加以分類，並與海馬回協同運作，將資訊儲存到大腦皮質層。另外，位於額頭下方的額葉，也就是大腦進行分析、判斷的區域，會針對資訊進行分析，也會讀取過去的記憶來進行邏輯推理，主管情緒的杏仁核也會開始運作，如果這些資訊與過去不好的經驗有關，或是產生不好的推理結果，就產生討厭、生氣、憂慮或恐懼的情緒；反之則產生喜歡、高興的情緒訊號。這些情緒訊號會再被傳送到下視丘，是大腦掌控人體生理狀態的區域，會協同腦下垂體調動全身的腺體分泌出各種荷爾蒙，例如接受到杏仁核「要生氣」的情緒訊號時，就令身體分泌腎上腺素，進入戰鬥狀態；若是接到「要高興」的情緒訊號，則會釋出血清素這種舒緩情緒的神經傳遞物質，令人感覺輕鬆舒暢、開朗自信，也讓身體休息及放鬆。

大腦中這些用來處理感官訊息、情緒、記憶、生理反應的部位（包含視丘、海馬回、杏仁核、下視丘、腦下垂體），一般稱為「邊緣系統」[1]，類似Windows作業系統，在幕後沉默地處理巨量的工作，是連結理智與情感、生理與心理的樞紐。

這麼一大段描述是想說明：一個看似簡單的廣告或是簡訊，就足以在大腦中引起長長一串、複雜的反應，可想見現代人每天泡在這麼多訊息中會對大腦造成多大的負擔。現代人的生活比從前少了許多疾病和勞動，但資訊爆炸、人際互動複雜，給大腦邊緣系統比以前多千百倍的負擔，加倍勞心。

身體的總能量是有上限的，當邊緣系統耗掉多數的能量時，就會產生排擠效應。類似在電腦上同時運行幾個占用大量記憶體及CPU計算資源的程式，就會導致當機；在手機上，若同時玩網頁遊戲、下載影片、更新系統，就會導致網路卡住。當邊緣系統工作過量一樣會占據過多的資源，導致中樞能量不足，進而使身體機能失調及衰退，造成中醫所謂「臟腑虧虛、陰陽氣血失調」的症狀，嚴重時則導致器官過勞死。

前陣子，臺灣科技業先後有五位菁英因過勞而逝世——過勞死就是發生在沒有明顯疾病徵兆下的猝然死亡，根源與「大腦超負荷的壓力」有關。

■大腦過勞與身體機能的衰退

「為什麼大腦超負荷的壓力會導致身體當機呢？」

「這是因為身體機能分配失衡所致。」

舉個例子說明：想像你正和一大群驚慌失措的人在大巨蛋漏斗式疏散道中準備逃離火災現場，此時你會希望大腦的生理調節系統告訴你說：「Hey, Man，血壓太高對身體不好喔，既然遠雄說一定能安全撤離，我們就保持對郝政府的信心，用愉快心情慢慢來吧！」還是希望大腦能下令加速心跳，提高血壓，增加血糖，把所有能量灌入肌肉，讓你不致於被爭先恐後的人群踩在腳下，得以逃生？

求生是生命的本能。當我們面臨壓力，例如已經盡最大努力仍未達標，面對老師、父母、老闆、老婆、朋友的質問，諸如此類的壓力情境會讓大腦的邊緣系統誤認為生命面臨危險，可能正被獅子追，而令生理及心理進入求生狀態。

當身體進入求生狀態，生理上會分泌皮質醇及多種腎上腺素，這些荷爾蒙會增加心跳速度，並令末梢血管收縮，把更多血液擠給肌肉；腎上腺素也會使血糖濃度上升，幫助你有更多體力；腎上腺素也會暫停和生存無關的器官，例如免疫、消化、造血、代謝、生殖系統，並忽視那些非立即性的副作用，例如高血壓或高血糖。

在心理方面，腎上腺素會強化能進行邏輯分析的額葉來做危機處理，而先將與求生無關的腦域，例如感覺快樂、長期記憶等擺一旁。簡單地說，大腦邊緣系統會調動大多數的營養及能量來應付眼前的危險，至於與危機處理無關的腦域及五臟六腑的營養、供血、供氧則會被調低，降低其代謝活性——即便此舉對身體造成傷害性副作用[2]。

當人長期壓力過大，必然導致氣血分配失衡，使五臟六腑無法正常的生息，破壞循環及代謝，降低生命力。舉例來說，某人原本的生命力有一百分，被邊緣系統分配走了六十分來處理壓力，只留下四十分給五臟六腑來休養生息；這營養、能量不足的情況持續一年後，他的生命力下降到九十五分，但邊緣系統還是繼續分配六十分來處理壓力，使五臟六腑只剩下三十五分來休養生息。這種「削弱氣血」的失衡年復一年，當然導致身體衰弱及病變。

過大的壓力會使部分腦域及五臟六腑缺血、缺氧、發炎、病變，不只造成抑鬱、易怒、成就感缺失等情緒障礙，嚴重時會導致器官因缺氧而衰竭，身體因當機而死亡[3]。這種現象在沉迷於網咖而猝死的人身上最為明顯，他們的心智、情感完全投入並活躍於虛擬世界中，緊張、刺激、炫麗、衝突、殺戮的戰鬥，身體機能卻在壓榨及失衡下崩潰。或者創傷壓力症候群，他們的心智同樣長期陷於創傷壓力中，導致長期記憶力缺失、人際能力衰退、腦萎縮、認知退化的現象。

當人長期接觸覺得緊張的事，例如績效、考試、股市投資、演講報告、政治、擁擠、食安、疾病、衛生、塞車、遲到、噪音、人際互動、家庭關係、機械化的生活、新聞報導等，這些無處不在、年復一年的壓力源將我們長期置於「戰鬥狀態」，導致中樞衰弱、神經傳導障礙、自律神經失調，令身心失衡、自癒能力受損。

科技人常自嘲是賣肝一族，這是錯誤的說法，他們其實是不折不扣的「賣腦」一族，肝只是附贈的。

■大腦與神經的保健之道

前面的解釋雖然複雜，但身心運作可以被歸納於一個簡單的架構：物質、能量、協調（圖六十五）[4]。

1. 物質，就是全身細胞所需、所產生的各種物質，例如營養、能量、生化物質、代謝廢物等。血液循環則能幫助輸送物質。
2. 能量，就是利用物質中的血糖、血脂、氧氣這些能量源，供應能量給細胞以產生種種的生理反應，維持生命現象。
3. 協調，藉由生物電性訊號（例如腦、神經的電性訊號），以及生理調控物質

（例如神經傳遞物質、荷爾蒙）做為溝通媒介，幫助五臟六腑合理地分配物質，合理地製造能量，幫助協調及指揮其機能，像交響樂團般分工合作，而不是互相爭奪、打架[5]。

這個架構雖然簡單，不只能被應用於大腦，也可應用於每一個器官。腦是生命的中樞，但過去因理解較少而易被忽略，所以我們接下來將以此結構來說明大腦及神經保健方法，透過強化腦與神經的「物質、能量、協調」，人人都可以獲得更充沛的精神體能，提高工作效率，以及擁有更強的自癒能力。

■物質保健：營養的補充

人的腦部最少有一百種以上不同的神經

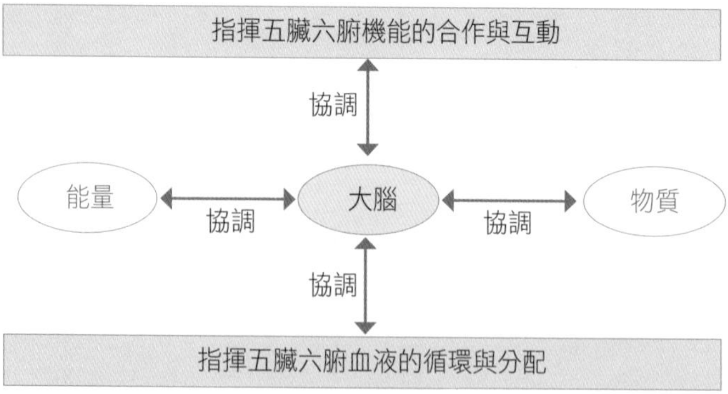

圖六十五 大腦與器官協調運作的架構

傳遞物質，每一種都有不同的功能，輸送不同的情緒、記憶或感覺，其中有幾種對記憶、體力、專注、幸福感非常重要，但由於營養攝取失衡，或是因為壓力而過量消耗這些神經傳遞物質，就需要補充營養，幫助身體製造出足夠的神經傳遞物質。

一、乙醯膽鹼的製造

乙醯膽鹼是思想和記憶最主要的傳遞物質，欠缺時會造成記憶衰退及失憶，在老年失智症患者身上經常出現乙醯膽鹼含量不足的問題。

乙醯膽鹼需要補充的營養素主要是「膽鹼」，攝取卵磷脂可以得到補充。蛋黃是極佳的卵磷脂來源，同時還富含維他命A、D、E及微量元素。許多人不吃蛋黃想以此避免提高膽固醇，若是一天一顆，其實沒什麼影響。如果真的不想吃蛋黃，也可以吃大豆食品來補充，其他如胚芽、花生、肝臟，都可以幫助補充製造乙醯膽鹼所需的營養。

老年失智症或想加強記憶力的人，有必要補充乙醯膽鹼。

二、正腎上腺素與多巴胺的製造

正腎上腺素對於長期記憶的形成非常重要，此外也可以提高情緒，讓我們覺得活力充沛、樂觀積極。當正腎上腺素不足時，情緒會低落，精神無法專注，無法面對壓力。

多巴胺則與控制身體有關，巴金森氏症患者常有多巴胺製造量不足的問題，造成大腦難以控制肌肉。多巴胺也可以幫助提振情緒，增進性欲，促進脂肪燃燒及提升免疫力。因為多巴胺也具有傳遞快樂、興奮情緒的功能，又被稱為快樂物質，因此許多毒品的作用與多巴胺有關，例如海洛因會導致大腦短時間內大量分泌多巴胺，藥效過後則因多巴胺耗盡而造成失落感、沮喪且易怒，需要再次依靠毒品才能感受快樂，這種心理上對吸毒快感的渴望，使人對毒品產生依賴性，最終成癮。

正腎上腺素和多巴胺所需的營養很類似，都是酪胺酸及苯丙胺酸（必須胺基酸），這兩種胺基酸從家禽、海產、大豆及乳品（對牛奶過敏的人也可以改吃優格）中就能攝取。基本上，高蛋白質的食物能刺激製造正腎上腺素及多巴胺的製造，所以有人說「愛吃肉的人個性較為強勢」，並不是沒有原因的。

對於經常面對高壓力的人而言，補充正腎上腺素及多巴胺是必要的。

三、血清素的製造

血清素也是腦部主要的「快樂物質」，含量不足就會情緒低落、悶悶不樂。「百憂解」這種抗憂鬱的藥物，其原理就是用於增加血清素含量。血清素也可以幫助抑制疼痛感，幫助入眠。

血清素所需的營養補充是色胺酸（必須胺基酸），紅肉、黃豆、香蕉、乳品、堅果類都能幫助補充色胺酸，但必須配合攝取碳水化合物，才能幫助色胺酸進入腦部，所以有些人會本能地透過甜食來幫助大腦攝取色胺酸，補充血清素。我就是如此，飲料一向喝全糖。

對於情緒經常低落的人，需要一點蛋白質及甜食，來一杯香蕉牛奶也許是個不錯的選擇。

四、維他命及礦物質的補充

絕大多神經傳遞物質的製造都需要有維他命C和維他命B群，特別是B_1、B_6、B_{12}及葉酸，多數的蔬菜、水果都能補充維他命C及B群，適量攝取就可以了。此外，維他命E也有助於緩解腦部的氧化壓力；鋅與鎂有助於大腦的活力，海產類的食物能補充鋅。

■能量保健：能量的代謝

思想是附著於腦細胞中的生物電流，生物電流則來自於能量補給。細胞最乾淨的能量就是葡萄糖的有氧代謝，葡萄糖在粒線體內被加以分解，最終變成水及二氧化碳排出體外，因此大腦神經細胞九九・五%以上的能量，依靠葡萄糖的有氧代謝來供應。

低血糖是有害於大腦的，對於壓力大的人來說，少吃一頓飯就可能會感到頭昏，效率差又容易生氣，長短期記憶力也會變差，這是因為腦部能量不足的關係，就像工廠電壓不足就無法正常運作一樣。許多人會喝大量咖啡來提振精神，但咖啡因其實是有成癮性及傷害性的。

感到血糖偏低時，適量地補充糖類並不會使血糖超標，因為大腦很快就把它消耗掉。身體機能正常的人並不需要擔心「攝取糖分導致糖尿病」的問題，至於糖尿病患者，像果糖或是乳糖的升糖指數其實很低，果糖的甜度是蔗糖的一・七倍，但升糖指數只有二十二而已（葡萄糖是一百），不會造成血糖劇升。我們很難去精確地描述「到底攝取多少的糖算太多」，不過避免血糖過低對一般人或糖尿病患者而言都是同樣重要的。

另一個影響大腦能量代謝的因素是氧氣的供給。大腦供氧受到兩個因素影響：1.血漿含氧量，2.腦部的血液循環。

常見造成血漿含氧量不足的原因是缺鐵性貧血，可以透過攝取像猪血或鴨血等血基質鐵來補充流失的鐵質，吸收率比菠菜高出許多，不論是否為遺傳性貧血，都需要補充鐵質。另外要留意環境的通風情況是否良好，有無缺氧。

在血液循環方面，運動可以強化整體血液循環的能力，但安靜時和運動時的腦部血流量其實沒有太大的改變，平均都是每分鐘七五〇毫升左右。相較於運動，改善靜脈血液回流對久坐辦公室或不方便運動的人更有幫助。

靜脈最重要的任務是讓含氧低的血液流回到心臟，靜脈也有電性訊號、神經系統及平滑肌，但靜脈血液回流更依賴大腿、小腿的肌肉收縮，右心房、右心室以及肺擴張時的「吸力」。某方面來說，左心房、左心室及動脈這個系統提供血液循環的「推力」，靜脈、肺擴張、下肢肌肉、右心房、右心室則提供血液循環的「吸力」。血液就在一推一吸的力量間完成整個循環。

靜脈壁較薄，因此具有較好的擴張性，使其總容積足以容納全身的血液，可是由於靜脈血壓只有二mmHg，不容易克服地心引力，久站、久坐不動、下肢肌肉無力的人常有靜脈血液回流障礙，導致大量的血液滯留在靜脈中。這一來造成循環血液不足，二來造成下肢水腫、靜脈曲張、靜脈血栓等。

「按摩小腿肚」能有效幫助靜脈血液回流。方法很簡單，就是坐著然後蹺起二郎腿，用手指從踝處往膝蓋的方向按摩，或覺得力道不足也可以改用手掌或手肘，只需一、兩分鐘的按摩就能有效改善靜脈回流障礙；此外，深蹲或爬樓梯也能有效幫助並強化下肢肌肉。

食品方面，可多吃魚或補充如Omega-3功能性油脂以改善血管內皮組織，或從含有蛋白質的食物中攝取精氨酸，幫助血管內皮細胞製造一氧化氮，也幫助血液循環。

各種能改善血液循環的方式都可以用於幫助大腦的能量代謝。氣血相依，對心臟血管好的對大腦就好。

■協調保健：壓力的管理

不論是協調障礙或自律神經失調，歸根究柢是因為邊緣系統不管三七二十一，將各種壓力情境都視為對生命的威脅。這種誤判對我們的幫助有限，多數情況中反而有害。

要解決「誤判」，最有效也是最根本的方法，還是要回到大腦運作。舉例來說，當我們不小心踩到一條響尾蛇時，不僅會跳起還會產生強烈恐懼，可是等定神一看發現不過是條塑膠蛇時，我們的「意識」（也就是額葉皮質）就會發現是無害的。這種「無害的」的認知能影響杏仁核，使它停止輸送「恐懼」的情緒訊號給下視丘及腦下垂體，終止不必要的壓力反應。換言之，大腦可以透過「改變想法」，或者說「轉念」，來修正邊緣系統的壓力反應，以恢復身心平衡，這個過程就是許多心靈紓壓法的生理依據。

有人說：「生氣是本能，不生氣是本事。」管理壓力同樣是「學習而來的轉念本事」。對於大腦的神經系統來說，「控制、釋放、支持」這三種管理壓力的方式頗具成效。

一、控制壓力

壓力之所以是壓力，是因為人對它感覺到無力，多數人都會有過度、負面誇大問題的傾向。不要自己嚇自己，要正向思考，培養折而不斷的韌性，想要怎麼解決，並且付諸行動，使壓力不再是壓力，只是待解決的問題而已。當我們著手於控制壓力、正視問題，杏仁核也就會停止輸送恐懼、焦慮的情緒，轉而傳送正面的情緒訊號。積極正面的心態有助於減少壓力反應。

許多人會擔心：「做了還是失敗，怎麼辦？」要學著把自我與外在的成就分離開來，人應該給自己兩個不同的人生目標，第一個目標是內在的：「我是否喜歡這樣的我？」也就是成為自己也會欣賞、喜歡的人；第二個才是外在的成就。因為真正造成壓力的不是外在，而是下意識中的自我否定，例如認為自己不夠好、不夠瘦、不夠美……，但有自信就能正視問題、控制壓力。

人生固然要努力，但完美的人生是不可求的，這時需要第二種管理壓力的方法：釋放。

二、釋放壓力

不是每個人都有無比的勇氣、超人的智慧去打擊犯罪，拯救善良無助的受害者。至於愚公移山的毅力，畢竟是一點也不環保的蠢事，犯不著過於堅持。愛情、事業、他人的認可、臉書上按「讚」的次數也是如此。放下、捨得、轉身離開、設定更合理的目標，也不失為一種選擇。

此外，釋放壓力的方法也包含口頭或肢體的發洩，例如藉由交談、運動、哭泣等方式，和朋友、家人去散步、聊天也是有助於釋放壓力的。但過度發洩可能演變成抱怨或攻擊性行為。壓力實驗發現，承受高壓力的動物會利用攻擊其他動物，讓自己得到「我是強者」的感覺，以改善本身的挫折感，這也是一種轉念，或許是霸凌的成因。網路上有些惡性批評、謾罵也可能是出於類似的心理機制——藉由貶抑別人來感受自己是強者，使杏仁核傳送正面的情緒訊號於緩解壓力。但這種行為終究會讓自己陷入更孤立的局面，也無助改善問題，此時不妨考慮第三種壓力管理的方法：情感或成就支持。

三、情感或成就支持

「被愛、被關心」是強而有力的心理支持，這種情感支持並不一定來自於人類，動物也可以。許多研究指出，養寵物的人比較不容易受壓力疾病傷害，擁有好朋友、好同事、好家庭、好婚姻的人，比起獨自承受壓力的人要健康許多。

要增加「被愛、被關心」的感覺，最好的做法就是去關愛別人。有趣的是，即使沒有得到回報，付出關愛也會減輕壓力，可能是因為「能夠幫助別人」的認知使人得到更佳的自我意識與成就感的緣故[8]。

獲得成就感有助於緩解壓力。創作或者完成某件自己想做的事，例如填完一個數獨表、畫張圖、完成遊戲中某個關卡、整理房間、去一家想吃的餐廳吃飯等。事不在大小，找件想做的事並完成它，就能協助大腦「正向轉念」。

其實「壓力有害身體」的觀念並不完全正確，並不是所有的壓力都會對身心造成傷害，只有「超過負荷」的壓力才會。在適應能力、承受能力範圍內的壓力並不會造成傷害，甚至對身心還有強化效果。

總之，不論是因為老闆太混蛋還是部下太蠢，當我們遇到壓力時，記得找出自己管理壓力的方法，最好可以同時採用「控制、釋放、支持」這三種策略，以正面心態去面對問題，將大大改善邊緣系統過當的壓力反應，避免身心失衡。

圖六十六

腦與神經的保健

	物質保健	能量保健	協調保健
要素	神經傳遞物質	血氧、血糖、血液循環	壓力反應
致病因子	1. 過度分泌 2. 營養素不足	1. 低血糖 2. 缺氧因素 3. 血液循環不良	1. 壓力過大 2. 中樞衰弱 3. 神經傳導障礙
保健方法	營養的補給	能量的代謝	壓力的管理

註：
本章內容多處參考Dharma Singh Khalsa et al., Brain Longevity：The Breakthrough Medical Program that Improves Your Mind and Memory.（中譯《優質大腦》）一書，在此註明並致謝。

註解：

1. 邊緣系統是生物從爬蟲類演化到哺乳動物（例如狗、貓）時所發展出來的，也被稱為「哺乳動物腦」。

2. 人體對壓力的反應可以更精細地分為三個階段。第一是警覺作用，第二是忍耐階段，第三是戰鬥狀態。在戰鬥後，負責戰鬥的器官或系統會進入疲憊期而準備休息，但如果壓力源沒有解除或再次升高，腎上腺素和皮質醇會再次升高分泌量，期間不但會使人易陷入焦慮、沮喪、易怒的情緒，也導致大腦及器官的透支性損傷，所以長期壓力對身體、大腦、神經、心靈、情緒與認知都有害。Bruce S McEwen et al., Stress and cognitive function, Current Opinion in Neurobiology, 1995.

3. James P. Fisher et al., Central Sympathetic Overactivity: Maladies and Mechanisms, Auton Neurosci., 2009.

4. 這個「物質、能量、協調」與中醫的「陰、陽、五行生克」頗為相似。陰即物質，陽為能量，五行生克則是協調，意指器官生理機能在共同運作時，依不同的生理需求調升或調降代謝強度的協調現象。中西醫在生理現象的構成元素及邏輯上固然有所不同，但「神經傳導與血液循環」卻是一致的基礎，因此以「氣血循環」為樞紐，或許能建立起中西醫理論互補互證的橋梁。

5. 腫瘤，某方面來說就是個不願意接受合理協調的器官，一味地搶奪能量，不顧他人死活，又沒有貢獻，若不予扼制，終會導致整體的死亡。其對身體的危害，一如一些以欺詐、以強取豪奪為生存法則的惡質企業、惡質組織對於國家社會所造成的傷害。

|第十二章|

缺氧運動與減脂

為了改善全身及脂肪組織的微循環，應該放棄減重的舊觀念，改採「減脂」的新觀念。

■減脂的困難

囤積過量的體脂肪對血液循環及多種代謝症候群不利，從健康的角度來看，「減體脂」比「減體重」有意義，因為減重減掉的可能是水分、肌肉、骨質，反而對健康有害；從美的角度來看，減脂對於身材的修飾效果也優於減重。

相較於一個禮拜就能減重三～五公斤，減脂並不容易，因為體脂肪是儲備能源，像央行的準備金一樣，不會被輕易動用。這原本有利於生存機制，但對於頻繁進食的現代人而言，卻導致減脂的困難。

多數人採用的低強度運動，一般需要持續

二十五~三十分鐘，身體才「準備開始」消耗脂肪。去公園散步三十分鐘，只消耗掉一些卡路里，不會真的減掉什麼脂肪。而願意也能做到每天持續運動一小時的人有限，使得低強度運動對減脂的效果可謂若有似無，可是採用高強度運動，例如有氧運動，對體重過重的人容易造成關節損傷，對高血壓或是糖尿病患者甚至可能造成生命危險，而且運動後食欲大增，未必能有效減脂。

但對於許多高血壓及糖尿病患者而言，減脂不是為了美觀而已，而是確確實實關係到生命及健康。如何研發出新的減脂方法，既不會因運動強度太高而危及患者，又能確實減脂，是幫助高血壓及糖尿病患者改善健康的重要課題。

■新式減脂法：間歇式缺氧運動減脂法

為了達成在有限的運動量內減脂的目的，主要的策略得從「提高基礎代謝率＋抑制食欲荷爾蒙」同時著手。「間歇式缺氧運動減脂法」是基於此一策略，並利用缺氧時三種與減脂有關的生理變化所開發的減脂運動法：

1. 缺氧時，細胞的脂肪代謝率上升，可協助消耗脂肪。
2. 缺氧時，更有助於鍛鍊 肌力、耐力，可協助提高基礎代謝率。
3. 缺氧時，食欲荷爾蒙的分泌受到抑制，可協助飲食控制。

本章著重於操作層面。有關「間歇式缺氧運動減脂法」的理論依據，各位參閱附錄，雖然較艱深，仍建議詳細閱讀，這有助於掌握減脂的新觀念。我本人採用這個方法後，一個月內減掉約四公斤的脂肪，體脂率下降五％，過程中每天運動時間不超過二十分鐘，沒有任何一刻需要挨餓，依舊保持充沛甚至是更好的精神體力，在四個月後，又多減掉半公斤脂肪，而且沒有任何復胖跡象。若您也想減掉體脂，請有紀律地依照下面的步驟來進行。

■準備步驟

一、買一臺體重體脂計

既然要減脂，就要有一臺體重體脂計來瞭解身體脂肪的變化，任何品牌都可以。

二、定時記錄體重、體脂

體脂計是以體重及身體的導電率間接地推算，而非直接測量體脂率，因此很容易受到干擾。找一個固定的時間（例如早晨如廁後）來進行檢驗及記錄，比較容易取得一致性的體重、體脂資料。

■暖身步驟：練習飲食控制

在這個世界上，只有一種減肥法會成功，就是讓攝取的熱量小於消耗的熱量。想要大吃大喝，又想要健康減脂，那是不可能的事情！進行「間歇式缺氧運動減脂法」時，必須遵守以下的飲食原則：「餓就吃，不餓就少吃；吃到不餓時就停下來不吃！」這段文字每個字都很重要！

1. 餓就吃：千萬不要採用激烈的節食法，那一點用也沒有。食色性也，沒有多少人的意志可以對抗覓食求生的本能。再次強調，千萬不要硬抗饑餓感，那會引起反彈。餓就吃，血糖低就吃，不要客氣。
2. 不餓就少吃：請依舊按時吃三餐，就三餐，請不要加上宵夜，也不要不吃晚餐。但你需要在不覺得餓的前提下，減少三餐分量。三餐之外，若覺得血糖低時，還是可以吃，但需要適量。
3. 吃到不餓時就停下來不吃：任何時候，當吃到不餓時，請停止進食。你需要改用「是否覺得餓」來決定食量，而不是以肚子漲不漲？撐不撐？平常習慣吃多少？或其他心理因素來決定食量。

在飲食內容方面，為了讓自己不容易餓，你應該攝取一些脂肪或是肉類，這種低升糖指數的食物較碳水化合物更能維持血糖的穩定，也能增加飽足感，對控制食欲有幫助。蔬果和澱粉類也是必要的，但不用三餐都吃，一天中都有吃到就好，沒必要特別忌口或吃低熱量代餐，那反而容易因低血糖而刺激食欲。過強的食欲會讓人在「不餓」之餘再多吃一點，多半是由饑餓感激發的，所以要盡量避免挨餓。請好好享用三餐，享受美食，但不要過量。

這項暖身步驟需要一些時間才能熟練，你要練習把注意力放在食欲、饑餓感及食量的平衡上，當你學會在不餓時就停止進食，代表已能控制飲食習慣。其實，除了從事勞力工作，或者因身體發炎、身心失衡、疾病、癒合需要，不然一個身體運作效率良好的成年人，每日的熱量攝取在一千五百～一千兩百大卡就足夠了。簡言之，減少食量是絕對必要的，但不需要挨餓，可以享受美食，但要能自制。

進行「間歇式缺氧運動減脂法」的過程中，必須遵守本項飲食控制的原則，它是能否成功減脂的基石，你也可以把它變成永恆的飲食原則，以避免復胖。

■間歇式缺氧運動的方法

飲食控制的作用在於避免「增加脂肪」，但想減脂，還是得配合一定強度的肌力、耐力訓練，才能增加酵素分解脂肪的效率，提高脂肪在能源消耗中的比重，並增加基礎代謝率。間歇式缺氧運動改良自運動員的高原訓練，變得溫和而適合患者及一般人使用，要訣是：

1. 以「憋氣的方式」進行肌力強化運動。此處需要注意，是「強度足以增加肌肉量」的運動，不是甩甩手、晃晃頭、抖抖腳這種。
2. 需「憋氣運動」到「快沒氣」時才能停下來暫時休息。
3. 運動的強度及憋氣的程度必須達到「休息時會喘氣」程度。
4. 休息至不喘氣後再進行下一回合。

你不需要過於極端，要的不是「缺氧」，而是「間歇式缺氧」，換句話說，是要你「歇一歇」的。雖然我們確實需要對身體施加一點壓力，來誘發適應性的變化，但不需要過度。

■間歇式缺氧運動一：俯臥撐

俯臥撐也稱為伏地挺身，是鍛鍊上半身肌肉極佳的運動，特別是能強化胸肌，對腹肌也有幫助。人體的呼氣肌包括肋間肌、大胸肌、腹肌，俯臥撐能強化這些呼吸肌，幫助呼吸能力。

進行間歇式缺氧俯臥撐時，需要「以憋氣的方法」連續做到沒氣時才停止，然後休息，等呼吸恢復平順再進行下一輪，並重複進行十分鐘。可以從任何依據你體能狀況的次數開始，例如三下，慢慢增加到每次憋氣至少十下的俯臥撐，並不斷往上增加。每天至少要完整做兩次訓練（共二十分鐘），其他時間隨時想到也可以做，回合數可以不限。

如果你的體能弱到無法進行俯臥撐（女生可能如此），那代表真的非常需要加強這些呼吸肌肉。你可以先用雙手扶住牆壁，從推牆的方式開始，再慢慢增大傾斜度，例如改撐在桌面上進行（請注意不要滑倒），直到可以在地面上進行標準的俯臥撐。

■間歇式缺氧運動二：深蹲

深蹲是能同時強化小腿、大腿、臀部肌肉的極佳運動，並能藉由腿部肌肉收縮來改善靜脈血液回流；深蹲也能強化腹肌及橫隔肌，對強化腹式呼吸能力很有幫助。

深蹲的動作：從立姿開始慢慢下蹲，到大腿與小腿接觸，盡可能蹲到底，然後再慢慢站起來。

如果有不平衡或肌力不足的現象，可以扶住桌子或椅子。初期如果一次蹲不到底，可以先蹲一半，但最後要進步到能一蹲到底。許多人擔心深蹲會傷害膝蓋，那是負重式深蹲才會，一般深蹲只要慢慢地蹲下、起立，不但不會傷害膝蓋，反而能強化它，並幫助血液流動以緩解舊傷疼痛。

同樣要以憋氣的方式來做深蹲，並重複進行十分鐘。每天至少做兩輪的間歇式缺氧深蹲，其他原則與俯臥撐相同，必須至少增加到每次憋氣能做十個以上的標準深蹲。

這兩種動作都能強化循環能力，幫助提高基礎代謝率。所有的動作都不要急，你不是在和誰競賽，請確實做好每一個動作，以強化肌肉。再重複重點：

1. 間歇式缺氧運動是一種重量訓練（阻力運動），在可承受的範圍內阻力愈高愈好，但要注意安全。
2. 間歇式缺氧運動每一回合間的休息是必要且重要的，因為脂肪的燃燒需要氧氣，但呼吸恢復平順後就應立刻進行下一輪，不要停太久。
3. 時間不可太長，每次不要超過十分鐘。

4. **缺氧運動具有抑制食欲的效果**，如果宵夜時間感到肚子餓，你也可以做一下。
5. 如果連續憋氣做二十次俯臥撐或深蹲對你已經完全起不到「喘氣」的作用時，可以增加一點負重，或者改練單手俯臥撐或單腿深蹲，請參考《囚徒健身》的步驟。
6. 間歇式缺氧運動並不限於俯臥撐及深蹲，可以把它應用在其他的肌力鍛鍊中。

相較於各種以「消耗卡路里」或「節食」為理論核心的減重法，間歇式缺氧運動的理論核心在於「提高基礎代謝＋抑制食欲」，佐以強化減脂並避免復胖。只要確實遵守飲食控制原則，配合間歇式缺氧運動來強化與呼吸、血液循環有關的肌肉，依運動強度不同，將在一週內看到體脂率下降，並發現自己閉氣的續航力大幅度增強，這是因為身體對氧氣的攝取、循環及儲備能力都在缺氧的刺激下有長足進步，將提高基礎代謝，並改善各種缺氧症狀。

附錄：間歇式缺氧運動減脂法的原理

首先，我們必須再次重複說明：唯有攝取量小於消耗量，才可能減脂。「間歇式缺氧運動減脂法」不能違背這條定律。

有別於以高強度的運動來大量消耗卡路里的策略，如果希望以低強度的運動達到減脂的效果，更要做到幾點：

1. 能更快進入脂肪代謝：最好能在運動開始後三分鐘內即啟動脂肪代謝，而不是延遲到二十五分鐘以後。
2. 需要強化肌肉以提高基礎代謝：由於不能進行高強度的運動來大量消耗卡路里，因此必須設法讓低強度的運動也足以增加肌肉量，藉此提高基礎代謝來消耗卡路里。
3. 需要能幫助抑制食欲：長跑、游泳這類有氧運動，雖然能消耗大量卡路里，但也會大幅刺激食欲，因此需要減脂時也能幫助抑制食欲的新方法。

一、加速脂肪代謝

也許你已經發現了那個祕密，就是「缺氧會刺激脂肪代謝」。

我們在前面的章節曾經提過這點，換言之，可以透過人為的缺氧，誘導身體快速進入脂肪代謝模式，而不需運動二十五分鐘後。

雖然像打呼（睡眠呼吸障礙）所導致的缺氧問題會增加冠心病、中風等疾病的風險，但矛盾的是，缺氧在某些情況下卻會幫助減重並改善代謝疾病。學術界很早以前就已經發現居住在高海拔缺氧地區的人較少有肥胖的問題，而且人若從海平面移居到高海拔後，體重也會下降，這現象背後的原因很複雜，科學家目前所發現的原因包含[1]：

1. 因為環境較冷，身體必須製造更多熱量以維持較高的基礎代謝率。
2. 因為食欲下降、攝食量較少、食物來源較不充沛的緣故。
3. 因為生理壓力增加的關係，例如比較嚴重的缺氧會引起體內的發炎反應，也會使自律神經變得亢奮，增加甲狀腺素分泌，或是使消化功能下降。

在四十五～五十歲，體重九十公斤上下，BMI指數約三十三的志願者所進行試驗中，常氧組被分在氧氣濃度為二〇%的運動室中，進行每週三次，每次九十分鐘，心跳數在最大心率六〇%以下[2]的溫和、低強度活動；缺氧組則在氧濃度為一五%（約等於海拔兩千五百公尺的高山）的運動室中進行。

經過八週，常氧組的體重幾乎沒有變化，缺氧組卻平均減掉了一．〇三公斤

（圖六十七1）。在血脂方面，常氧組的三酸甘油脂濃度上升九・六mg/dl，缺氧組則下降到一六・一mg/dl（圖六十七2）。這項研究結果告訴我們：原本不會有減重效果的低強度運動（如常氧組），在「缺氧」的環境下居然產生減重效果，還降低了血脂濃度，出現更活躍的脂肪代謝能力[3]。

這並非單一試驗的結果，二〇〇六年的研究發現，海拔一千七百公尺的缺氧環境，再加上運動之後，可以降低體脂率及體重[4]。二〇一四年的研究中甚至發現，即便在鍛鍊後重新回到平地，並且恢復正常自由飲食的一個月後，缺氧組的體重、體脂率及各項代謝指標，不但優於常氧組，也優於鍛鍊前的水準，換句話說，缺氧組不但改善了體重及體脂，還自發地維持這些指標一段時間[5]。

此外在高血壓方面，經過低強度的缺氧訓練，可以有一三mmHg～二六mmHg不等的改善，總膽固醇量有四・二%～三〇%的下降，低密度膽固醇則下降二・六%～十四・三%不等，顯然有益於改善冠心病[6]。研究發現，高海拔的登山活動確實能強化脂肪代謝，並提高基礎代謝率，而且在下山後仍能維持一段時間。

二、強化肌肉及基礎代謝

缺氧訓練（Hypoxic training）在運動界是很普遍的技術，不論是高原訓練，或是戴口罩、面具來減少攝氧量，運動員利用「缺氧」來誘導更多紅血球，訓練更強

1

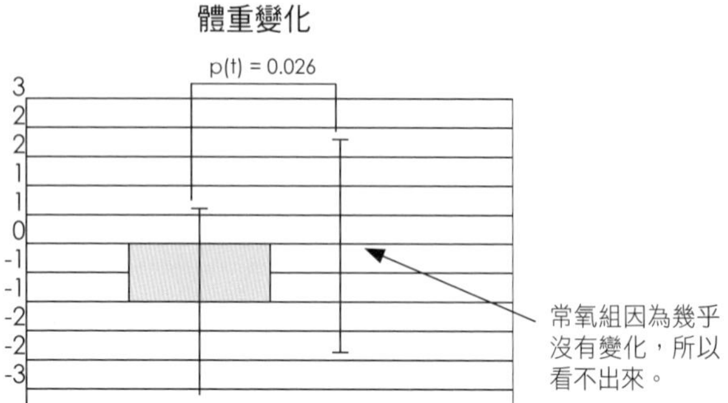

缺氧體重	-1.30
常氧體重	-0.03

缺氧組體重下降，常氧組則無變化。

2

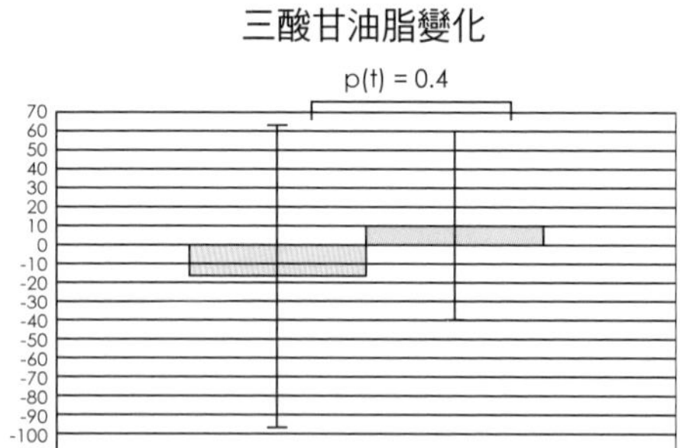

缺氧三酸甘油脂	-16.30
常氧三酸甘油脂	9.60

缺氧組的三酸甘油脂下降，常氧組上升。

圖六十七 常氧與缺氧的減重效果

的肺活動以及更快的血液循環，獲得更強壯、更具耐力的身體。

二〇一四年，日本的研究發現，在缺氧條件下採用較低強度的訓練量，對於肌肉截面積、臥推重量、腿壓重量的成效，不輸給採用較高強度但在常氧條件下的訓練[7]。這是因為缺氧及乳酸堆積是刺激肌肉生長的重要因素，藉由缺氧環境可以更輕易地達到這樣的效果。這帶來一個好處，就是我們可以用比較輕的阻力達到較高負重的效果，避免因負荷過重造成損傷。

基礎代謝率中所消耗的熱量，大部分是由肌肉所貢獻，可達四〇%以上。若我們不想藉由增加運動量來消耗卡路里（對心血管疾病患者及糖尿病患者可能有危險），又不想因為過度節食導致食欲大反彈的復胖問題，就得從「提高基礎代謝率」來著手。

我們不需要和專業運動員一樣移師到高山受訓練，或是在特殊的低氧室中練習，透過憋氣就可以達到部分效果，而且這種間歇式缺氧較為溫和，雖然見效慢，但可以避免一些副作用。每次休息時也要回復到平緩才繼續下一輪，因為脂肪代謝需要氧氣，過度缺氧無助於脂肪燃燒。

間歇式缺氧運動必須把握「高負重、短時間、間歇式」的要點，才能發揮最佳功效[8]。它是忙碌生活中高效率的健身方法，每天早晚一次，只需要二十分鐘。

三、食欲控制

體脂基本上取決於「攝取量」和「消耗量」，吃得多於消耗就胖，吃得少於消耗就瘦，和存款一樣。因此減肥除了得增加消耗量之外，控制食量也很重要。

在進食過程中，消化器官會釋放各種神經肽和神經傳遞物質，透過大腦腦下丘整合這些訊號後，協調胃腸道分泌和運動，最終有飽食感而停止進食。影響食欲的荷爾蒙很多，約有二十種，例如當我們的胃空空的，或血糖值偏低時，會開始分泌饑餓素（Ghrelin）來提高食欲[9]；反之，當胃因為飽食後，饑餓素的分泌量就會減少，我們的食欲也就隨之下降（圖六十八）。

另外，腸道分泌的膽囊收縮素和PYY胜肽則會讓我們產生飽足感，簡稱它們為飽足素。簡單地說，這些荷爾蒙間的拔河比賽影響著我們的食量，當饑餓荷爾蒙大於飽足荷爾蒙時，吃東西的欲望就會愈強；反之，就愈能夠控制食量。而就控制食欲而言，若假設「食欲強度等於饑餓素減飽足素」，就需要讓「饑餓素下降，飽足素升高」。

缺氧基本上會抑制食欲及食量，而且作用時間很短，只需要三分鐘就可以造成不同影響[10]。例如登高山消耗很多體力，但饑餓感卻較平地上同樣的運動量低。如果從體內的荷爾蒙變化來觀察這個現象，發現缺氧減少了饑餓素分泌。實驗發現，

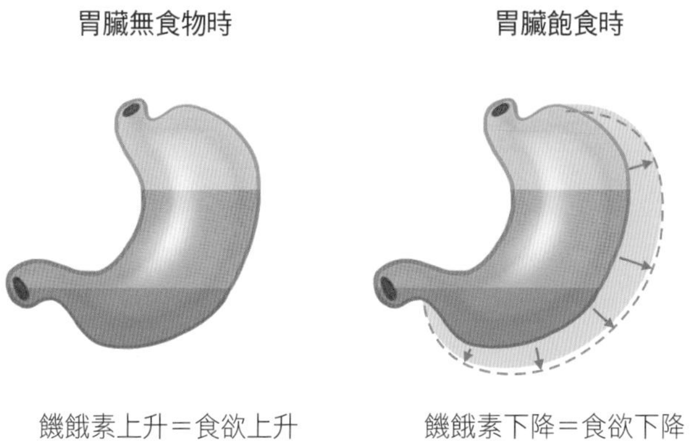

圖六十八 饑餓素影響食欲及食量

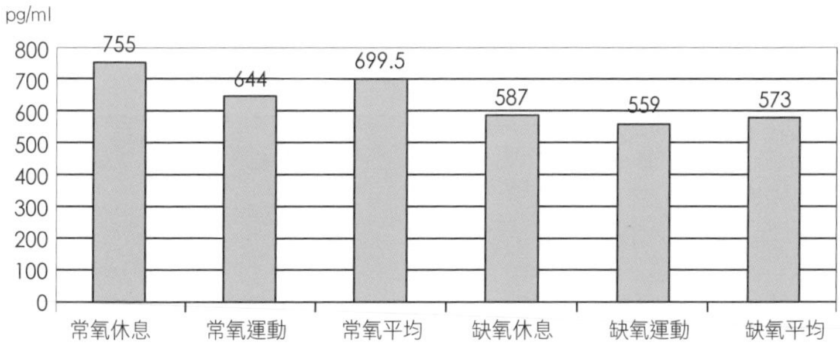

圖六十九 饑餓素濃度

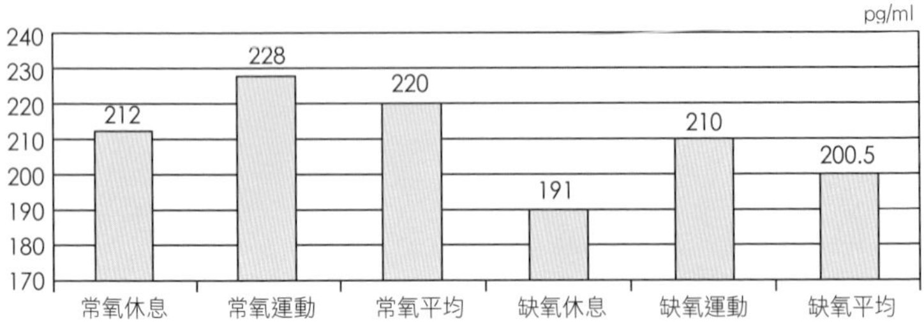

圖七十 飽足素胜肽濃度

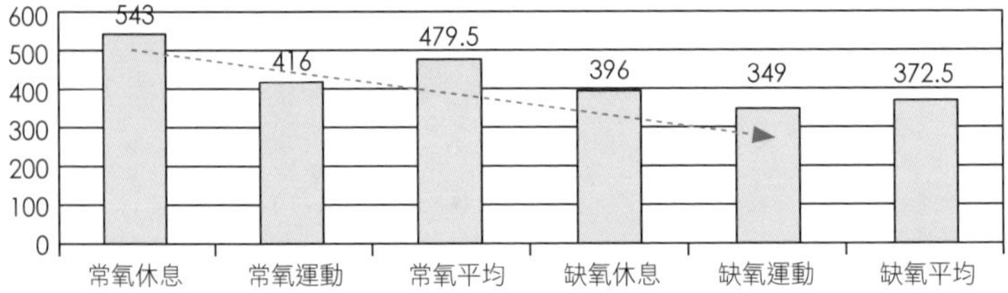

圖七十一 食欲強度

	碳水化合物g	脂肪g	蛋白質g	總熱量kcal	食欲強度
常氧休息	215	74	70	1,800	524
常氧運動	207	90	66	1,889	416
缺氧休息	151	59	48	1,315	396
缺氧運動	144	55	39	1,215	349

圖七十二 常氧與缺氧的營養攝取比較

相較於「常氧休息」，「缺氧運動」後的饑餓素濃度竟由七五五 pg/ml降到五五九pg/ml，足足降低了二六％。換言之，「缺氧運動」反而比休息更能抑制饑餓素分泌（圖六十九）。

在飽足素胜肽PYY方面，缺氧同樣會讓飽足素下降（圖七十），但下降的幅度並沒有饑餓素來得大，這使得饑餓素和飽足素之間的差距反而縮小。由於「食欲強度等於饑餓素減飽足素」。實驗發現，「常氧休息組」的平均食欲強度是五四三，「缺氧運動組」則是三四九，食欲強度足足下降少了三五・七％（圖七十一）。

食欲強度的差別造成了食量的不同。在以「吃到飽」做無限量供餐的實驗中，「常氧休息」平均攝取了一八〇〇大卡的熱量，而「缺氧運動」只攝取一二一五大卡，足足比常氧休息組少三二・五％（圖七十二）[11]。

這些研究結果顯示，透過「缺氧運動」可以抑制食欲及食量，可能是缺氧運動使更多血液往肌肉流動而影響食欲荷爾蒙分泌所致。雖然具體的原因還不甚確定，但缺氧運動的確能抑制食欲。

■飲食控制與缺氧運動結合的必要性

如果沒有運動，單純依賴節食，非常難達成減肥的目標，因為當減重一段時間，到真的減到「脂肪」時，另一種和食欲有關，由脂肪組織所分泌的荷爾蒙「瘦素」（Leptin）就會開始參與作用。你或許可以把脂肪細胞想像成一個守財奴，當財產縮水時，他的「滿意度」就下降，於是開始逼員工加班並且苛扣薪水，一直到存了更多錢，他才會高興起來。

類似的，當脂肪細胞因為釋出大量脂肪導致體積縮小時，它的瘦素分泌量就開始下降，而使食欲上升，逼我們找東西吃，同時也減緩身體的能量代謝，以減少脂肪的消耗。這種情況一直到脂肪細胞再度「肥」起來，瘦素濃度才會再提高，食欲和代謝才會恢復正常。這種由脂肪細胞荷爾蒙所引起的食欲變化就是減肥經常復胖、甚至愈減愈胖的原因（圖七十三）。

這個現象乍看之下很惱人，但如果從演化的角度來看，這是「覓食」的本能：如果餓到都瘦了，還不知道趕快找吃的，這種生物能在物競天擇的環境中生存嗎？然而這種本能在現代社會中，卻對減肥的人造成困擾。不論是減餐減肥、吃水果餐減肥、斷食減肥等方法，固然可以在短時間內讓體重快速下降，卻也因為「挨餓」使食欲荷爾蒙產生劇烈變化，而一再出現復胖問題，使身體愈來愈差。對於減肥而言，食欲荷爾蒙的調節是至關重要的。

減肥不能求快，最好是漸進式，但也不能太慢，不然容易失去動力。根據身體

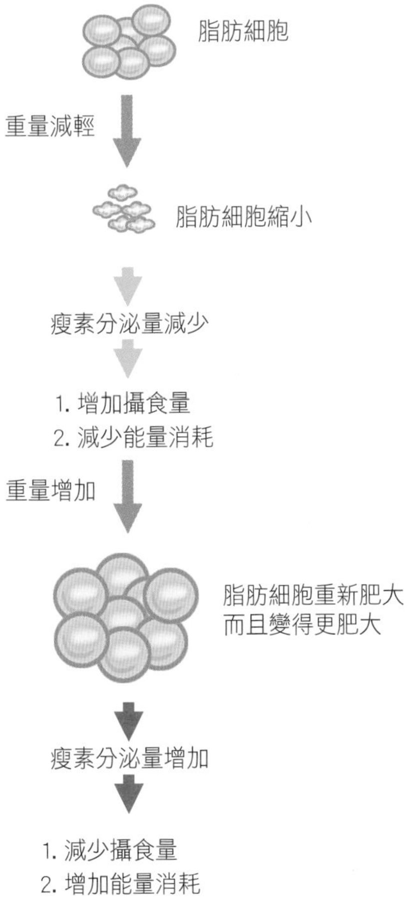

圖七十三 脂肪細胞的體積變化與食量

的體脂率來減肥是比較好的方式，而非只看體重。持之以恆的要領在於食欲控制。食欲控制不同於「挨餓」：挨餓是強忍著不吃，但這種方式很難持久，反而因為代償作用之後吃得更多。

餓就吃，不餓就不吃，加上「間歇式缺氧運動」，兩者配合才容易成功。

■自我管理是關鍵

體重增減牽涉許多不同的因素，自我管理的意識是控制體重的關鍵。研究指出，經過減重治療兩年後，有每天量體重習慣的人的平均體重較沒有量的人少了約七公斤左右，說明自我管理對於長期維持體重標準的重要性（圖七十四）[12]。

一個成功的減肥計畫最重要的還是自我管理的能力（圖七十五）。在自我管理下，「間歇式缺氧運動」在脂肪代謝、基礎代謝、食欲荷爾蒙的特殊效果，成為能減少體脂、健康保健及輔助治療的方法[13]。

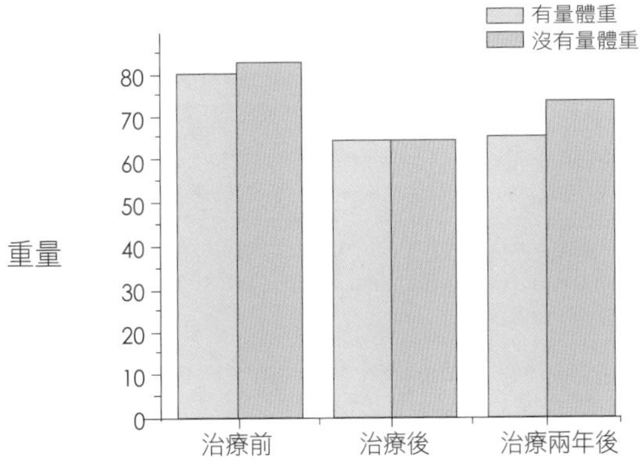

圖七十四 自我管理意識與體重變化

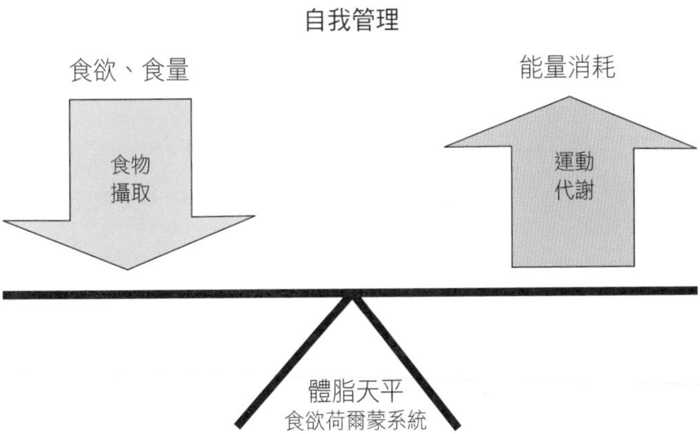

圖七十五

註解：

1. Florian J. Lippl et al., Hypobaric Hypoxia Causes Body Weight Reduction in Obese Subjects, Obesity, 2010.

2. 最大心跳率（Maximum Heart Rate, MHR），是衡量運動強度是否適當的指標，最大心跳率的計算方式是「220－年紀＝最大心跳」，一般來說，運動時的心跳速度要達到最大心跳率的60%以上才會有運動的效果。

3. Netzer NC et al., Low intense physical exercise in normobaric hypoxia leads to more weight loss in obese people than low intense physical exercise in normobaric sham hypoxia, Sleep Breath, 2008.

4. Greie S et al., Improvement of metabolic syndrome markers through altitude specific hiking vacations, J Endocrinol Invest., 2006.

5. 楊賢罡等，低氧鍛鍊對超重和肥胖青年能量攝取、體成分和血脂代謝的影響，中國運動醫學雜誌，2014年。

6. Justin Wee, Hypoxic training : Clinical benefits of cardiometabolic risk fators, Journal of Science and Medicine in Sport, 2013.

7. Michihiro Kon et al., Effects of systemic hypoxia on human muscular adaptations to resistance exercise training, Physiological Reports, 2014.

8. B. Shi et al., Effect of hypoxic training on inflammatory and metabolic risk factors: a crossover study in healthy subjects, Physiol Rep, 2014.

9. Ichiro Sakata et al., Glucose-mediated control of ghrelin release from primary cultures of gastric mucosal cells, Am J Physiol Endocrinol Metab, 2012.

10. Westerterp-Plantenga MS et al., Appetite at 'high altitude: a simulated ascent of Mount Everest. J Appl Physiol, 1999.

11. Lucy K. Wasse et al., Influence of rest and exercise at a simulated altitude of 4,000 m on appetite, energy intake, and plasma concentrations of acylated ghrelin and peptide YY, J Appl Physiol, 2012.

12. Carly R. Pacanowski et al., Daily Self-Weighing to Control Body Weight in Adults: A Critical Review of the Literature, SAGE Open, 2014.

13. Angela Navarrete-Opazo et al., Therapeutic potential of intermittent hypoxia: a matter of dose, American Journal of Physiology, 2014.

第十三章

微循環的檢驗及診斷

由於微循環障礙與許多慢性疾病有關，而且微循環很脆弱是病理狀態下最早也最容易受損的部位，因此觀察身體是否發生微循環障礙，可以協助早期預防及診斷疾病。

一些原因不明的病症其實是因為發生微循環障礙，例如朋友的姐姐長期頭痛、暈眩，做遍各種檢查、斷層掃描都一無所獲，結果做了微循環檢驗，立刻發現嚴重的微循環障礙，而改善微循環後，頭痛、暈眩的症狀就得到改善。

透過檢驗可以立即從血液流速來瞭解自身微循環的好壞，而且因為自律神經與皮膚各種管腺相接，透過觀察微血管是否異常收縮，或汗管腺是否浮凸，可以瞭解自律神經、情緒及壓力的狀況（圖七十六）。這些在鏡頭下（儀器請見圖七十七）反應出來的真實情況，對許多人而言，要比抽象的血壓、血糖、血脂更具直觀性。許多受測人看到自己

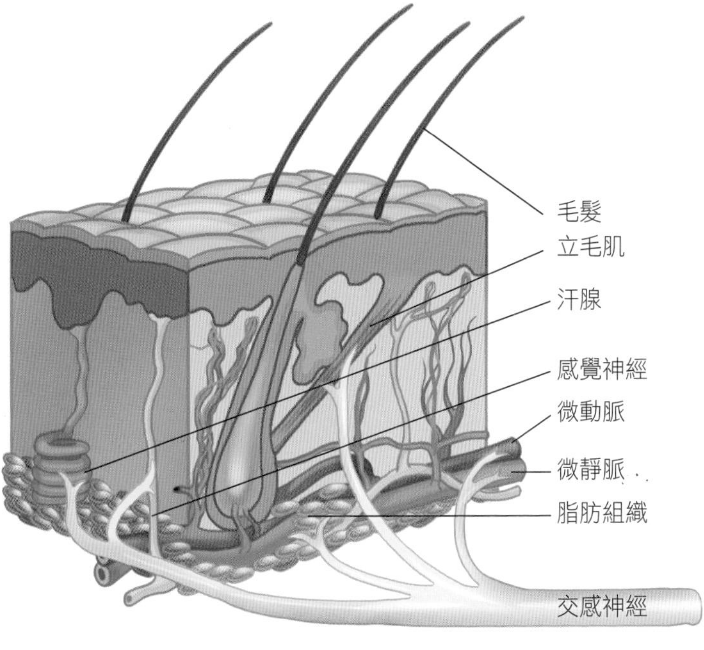

圖七十六 自律神經與皮膚各種管腺相接

的微血管形態扭曲、血流緩慢後，都立即採取行動來改善健康，並在一、兩週後自動來複驗，透過觀察微循環是否改善，評估採用的保健方法是否正確有效。

微循環檢驗其實是非常值得推廣的檢驗項目，應該像血壓計、血糖計一樣，成為常規性、家庭式的檢驗項目。

■微循環的檢驗

臨床上，有許多不同的儀器能進行微循環檢驗，如醫院所使用高精密度雷射杜卜勒微流儀，不過我們特別推薦「非侵入式微循環檢測儀」，是一臺約三百倍率的光學顯微鏡而已，和血壓計一樣，是非侵入且沒有危險性的檢測儀器，只需要約三分鐘的訓練後就能操作，能立即、清楚地看見微血管及血液微循環。目前最常見的檢驗部位是手指甲根部的皮膚微循環（圖七十七），有以下原因：

一、檢驗方便

指甲根部具有表皮薄、透光性好、微血管表淺、觀察方便的優點，因此是最常用來觀察微循環的部位。一般會檢查無名指或小指（表皮較薄），左手或右手都可以，也可以兩手都檢查。

二、易於判斷

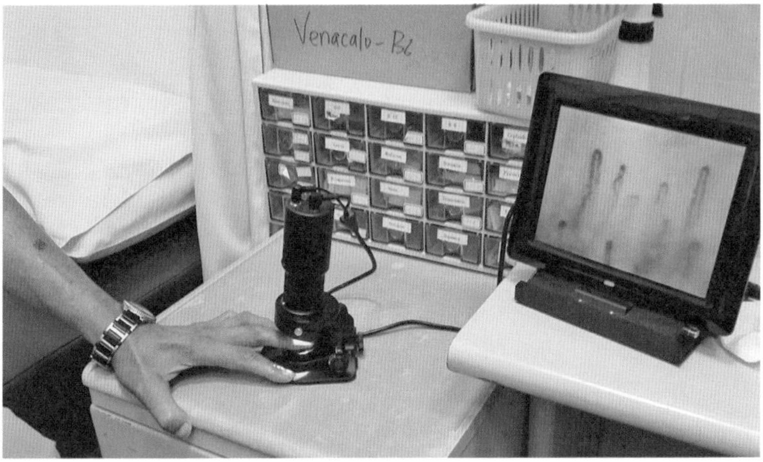

圖七十七 手指甲根部的皮膚微循環

指甲根部皮膚為復層鱗狀上皮，皮下有結締組織突起形成的真皮乳頭，每個乳頭內一般有一支微血管走向表皮，在接近表皮時與表皮平行，因此健康的指甲根部微血管一律呈現「髮夾狀」。只要是髮夾狀就代表健康，不是就不健康，所以很容易判斷是否發生病變，不像其他組織部位的網狀結構，較難判斷（圖七十八）。

三、代表性高

指甲根部位於全身血液循環的最末端，是血液循環力最微弱的地方，因此一旦血液循環出現障礙，會最快被影響，也最快反應循環狀態的變化，具有較高敏銳度。因為所有的器官都有供血的最末梢，所以檢驗指甲根部微循環的結果能在一定程度上代表各器官的微循環狀態。

微循環檢驗儀的價格，一臺約新臺幣三萬元，許多診所、醫院、保健食品器材商家都有提供檢驗服務，有的還免費。

■微循環檢驗的觀察重點

在進行指甲根部微循環檢驗時，應避免在酷熱、寒冷的環境或運動後進行，以免影響結果。檢驗的觀察重點主要有三：形態評估、流速評估、血液評估。

一、形態評估

觀察血管形態可以判斷微血管床是否健全，以及血管新生作用的強弱，據此分析是否有缺氧現象。大多數人認為應以血流速的快慢做為是否有微

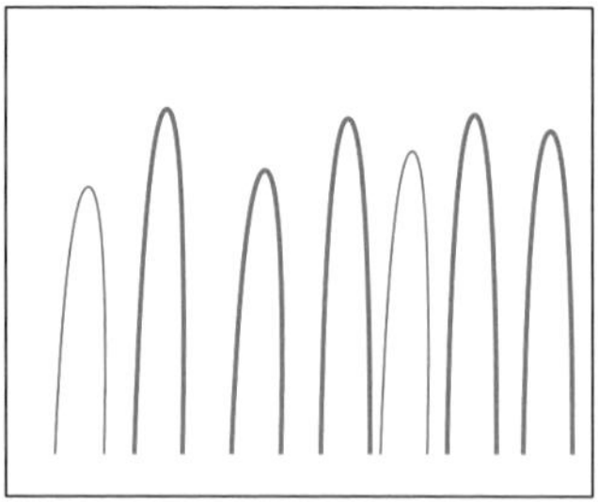

圖七十八 髮夾狀的微血管

循環障礙的依據，但根據我們的經驗，除非是滯流，否則不一定正確，因為對於一個健康、沒有貧血、紅血球攜氧充足的人而言，未必須要很快的血流速來滿足循環的需要。此外，不同的生理狀態，例如運動前後；不同的環境溫度，例如天氣冷熱，都會直接影響血流速。若以血流速做為第一前提，容易造成誤判。

微血管形態的變化需要較長時間，不受暫時性因素所影響，能有效反應受測者的基礎生理現象，適合用於判斷一個月內微循環的好壞，以及幫助判斷生活中是否有容易導致缺氧的問題。至於在觀察血管的形態時，主要有三個重點：血管的數量、血管的形狀、血管的寬窄。

1. 血管數量

在進行微循環檢驗時，第一個應留意的是整個微血管床的微血管數量。若微循環良好，只需要較少的微血管就能完成灌溉工作，此時血管數量適中，血管與血管的間距較寬，分布密度較低。

相反的，若是輕度缺氧，組織會透過血管新生作用來改善供氧，因此會有較多微血管，密度較高。缺氧若是嚴重到組織無力改善，則會因微血管的退化，使血管數量不升反降（圖七十九）。

透過微血管的數量，可以幫助判斷組織血管新生作用的強弱，以此瞭解缺氧的程度。若血管新生作用良好，代表身體仍有代償能力來改善缺氧；如果微血管數量稀少，代表身體已經失去代償能力。

「代償能力」是分辨亞健康狀態或是疾病狀態的重要依據：代償中是亞健康，失去代償能力即是疾病，要特別留意。若經常在缺氧的環境中運動（例如室內），也可能會造成缺氧及血管新生旺盛的現象。

2. 血管形狀

正常的指甲根部微血管應該要延伸生長至接近指甲，呈直順的髮夾型，並在邊緣形成半圓型波狀的圖案，若出現樹型或麻花型這種迂曲的微血管（Malformation Microvascular），則代表有發炎、受創、缺氧的現象，造成血管內阻力增加，並可能導致血壓升高。

血管迂曲與損傷有關，由於血管內壁因化學毒性造成損傷，或外傷、感染、發炎、缺氧而影響其正常生長所致（圖八十）。此類的微血管數量若超過三〇%，就要注意身體是否發炎、缺氧，飲食是否健康。

3. 血管寬窄

正常微血管有適度的寬度，在情緒焦慮或交感神經亢奮的情況下，動脈端會明顯較靜脈端細，可能與經常性壓力、精神緊張有關，嚴重時整條血管都會變得細

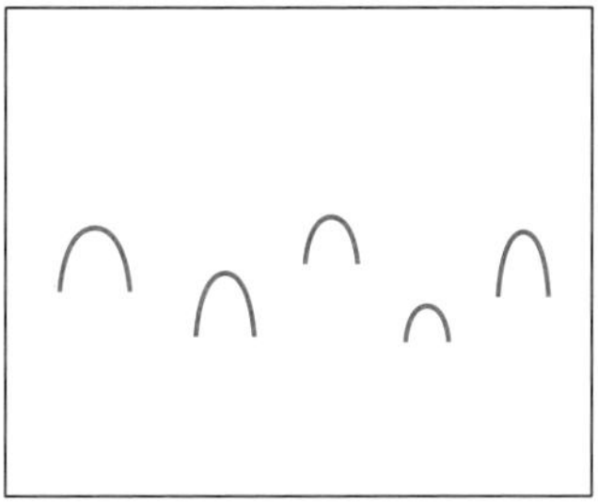

圖七十九 微血管退化

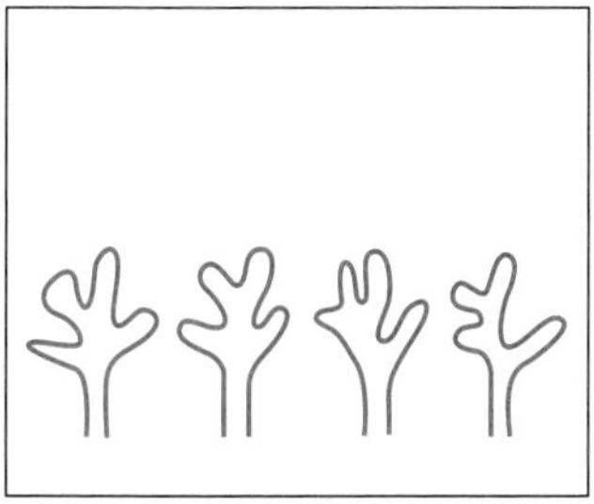

樹型

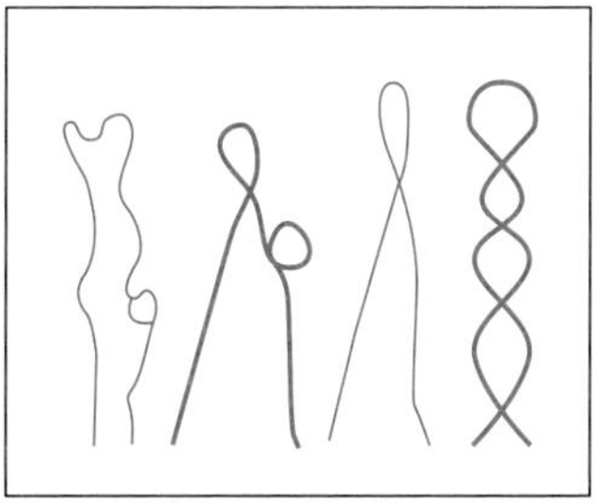

麻花型

圖八十 微血管扭曲

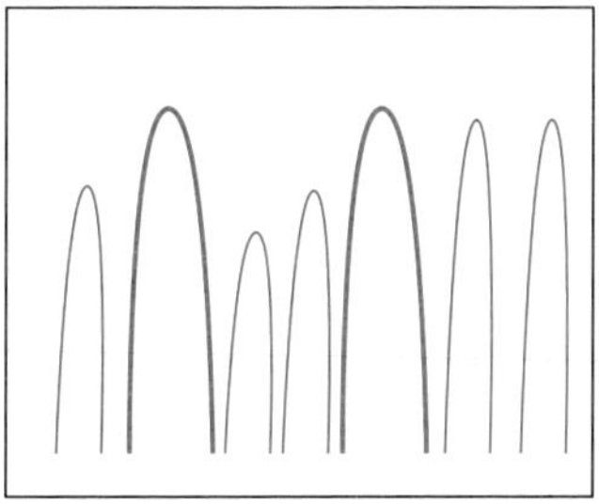

圖八十一 血管過寬或過細

窄，不利於血液流動（圖八十一）。

在微血管轉彎處若有淤積血塊或其他沉積物，使微血管顯得特別粗大，可能是血脂、血糖過高，血流速過緩，或炎性物質傷害血管內皮，造成微血栓所引起的沉積現象，在高血脂或糖尿病的患者，或是經常抽菸、喝酒的人身上，常可以觀察到。若是在血液流出去的那端（微靜脈端）顯得特別粗大，甚至形成微靜脈叢，常與久坐、下肢肌肉運動量不足，使靜脈回流不良有關。若出現這種案例，應一併檢查小腿是否有靜脈曲張，並特別留意深層靜脈血栓的風險。

二、流速評估

流速評估主要用於判斷心臟與血管「運血能力」的強弱，或者如中醫的說法，有沒有「氣虛」的問題。雖然多數血管迂曲的人血流速緩慢，但確實也有血管迂曲但血流速很快的案例，這類人多半四十歲以下，有運動或曾有運動習慣，心臟血管機能仍然強健。

正常的血液流動應該是連貫而平順的，如果流速緩慢且血管形態異常，就可以斷定有微循環障礙的問題。如果血流出現走一步、停一步，甚至滯留、瘀血，代表心氣（心臟機能）或血脈之氣（動脈神經傳導）虛弱，運血能力已經出現問題，嚴重時紅血球顏色會顯得暗沉，甚至呈黑紫色，因為氧結合率過低。

低血流速的現象很少單獨存在，多半伴隨異常的血管形態。若血管形態正常卻發生血液滯留現象，要特別注意可能是微血管栓塞所致。我曾經在上海檢驗過一位二十五歲左右的年輕人，流速正常，血管全部直且長，但就是有好幾根微血管完全不流動，當下有些懷疑，他說：「經常某個部位突然麻掉或劇烈疼痛，但一會兒就會好，痛的位置不固定。」

詢問後發現他水喝得很少，而且極愛吃油炸食物，每天都要吃幾次。這個例子有可能是因為血液黏稠，加上飲食中的有害成分較多，易傷害微血管內壁而形成微血栓所致。這種情況很難做精確的檢驗，也無法完全確定其因素，但他在改變飲食和多喝水後，已有改善。

三、血液評估

血液評估主要用於判斷血液品質的好壞，與造血機能有關。正常的血流應該呈現光滑的索條狀，血球顆粒不明顯，若血管中的紅血球斷斷續續、數量偏低，就可能有貧血這種「血虛」的問題。

另外在正常情況下，同一根血管內每三~五秒鐘左右便能觀察到一顆白血球流經。若長時間觀察不到白血球，代表末梢免疫力偏低，容易有皮膚疾病或傷口癒合緩慢的問題；若出現頻率很高，則體內可能正有發炎、感染，所以白血球數量增加。血液中白血球偏高的情況，常與中醫「血熱」的症狀有關，多因外感熱邪、情志鬱結、飲食偏嗜所致。

血液流動性也是觀察的要點，若雜質太多，或飲水不足使血液濃度過高，會增加血液的黏滯度，使流動性降低，此時應該注意補充水分。若觀察到結塊的血球或血塊，則可能有血栓的問題，要特別留意改善微循環。血液黏稠並非獨立性疾病，但動脈硬化、腦血栓、心肌梗塞、高血壓、糖尿病、阻塞性視網膜炎以及慢性肝腎疾病等，都與血液過於黏稠有關。

■指甲根部微循環的疾病判讀

微循環障礙與許多疾病有密切關連，可以輔助診斷疾病、早期預防，但由於對疾病不具有足夠的特異性，雖可輔助，但還不能做為獨立診斷的依據。換言之，只用微循環檢驗無法準確地判斷已罹患哪一種疾病，但可以協助判別疾病的進程，以及分辨不同的疾病。

目前微循環檢驗主要用於追蹤疾病的變化，以動態調整醫療及保健策略。例如，醫師可以利用微循環檢驗來決定降壓藥物的劑量，患者及家屬也可以用微循環檢驗瞭解生活作息、飲食運動是否有助於健康。以下整理一些慢性病常見的微循環特徵，以供參考。

一、高血壓的觀察

高血壓（或是血壓正在升高）的人的微循環檢驗中，常見血管形態迂曲、管壁多沉積物，若血管嚴重迂曲或已經退化，則多半有高血壓的問題。高血壓的血流速偏緩，但還不至於停滯，若經常出現停滯，且血管偏細，反而可能是低血壓。高血

圖八十二

非侵入式微循環儀的檢驗重點			
	項目	相關的生理機能	對應的病理狀況
1	形態評估	微血管床及血管新生作用	缺氧
2	流速評估	心血管運輸血液的能力	運血能力不良（氣虛）
3	血液評估	造血能力、發炎免疫及血液流動性	貧血、發炎、流動性不佳（血虛、血熱、血稠）

壓也常見紅血球聚集的現象，應與血液黏稠度偏高有關。若發現微血管周邊有出血現象，就要特別留意中風的危險[1]。

二、糖尿病的觀察

糖尿病早期的微循環變化較不明顯，但在後期，由於糖尿病造成微血管內皮細胞所攝取的血糖不足，而使微血管出現生長不良、萎縮或是斷裂的現象，因此在形態上，若出現微血管過細、短小萎縮、斷斷續續的現象時，便可能是糖尿病，患者也經常出現血液黏滯性高的現象。

糖尿病各種併發症，例如視網膜病變、肝腎病變、神經退化及傷口難以癒合，都與微循環退化有關，如果在定期檢查中發現血管不斷退化，就要特別留意，提早預防併發症[2]。

三、血脂、栓塞及動脈硬化

在循環不佳的前提下，觀察血流是否有明顯的團塊、淤積，而判斷血管是否有堵塞堆積的現象，可做為判斷動脈是否硬化的參考依據。如果又有微血管退化、血流停滯的現象，可以推斷其血液供給量亦有不足的問題，此時危險性高，要特別注意冠心病、中風、心肌梗塞的風險。

另外，由於微循環檢驗可以迅速檢驗末梢血液循環，因此也被應用於預防支架手術患者支架再度狹窄，幫助醫師動態地調整治療方案[3]。

四、情緒及壓力的觀察

主要觀察微動脈血管的寬度（管徑）。焦慮會使微動脈血管的管徑收縮而呈現較細的現象；而微靜脈血管變粗，屬於壓力亢奮的前期，可能有焦慮、壓力大、睡眠品質不足的問題。若長期有情緒問題，會導致自律神經失調，而使微血管管徑有粗細不均的現象，或是微動脈血管和微靜脈血管都過度擴張，顯示已經失去調節能力，因此可以透過管徑的異常來進行判斷。

其次，經常焦慮的人白色汗腺管會特別明顯，與焦慮時手汗增加有關，此時應注意情緒調節，並改善睡眠品質，勿太晚睡。

五、皮膚疾病

微血管長度過短，使末端供血不足，嚴重時在顯微鏡下會呈現蝌蚪狀，因此會加速表皮皮膚衰老及壞死，易有角質層偏厚，或乾癢脫屑的現象。同時，因白血球不易蠕行至皮膚表層，而有免疫能力低下，易生皮膚病、灰指甲之類的疾病。

另外，微循環不良會造成細胞代謝的廢物堆積，所以微循環差的部位經常色素沉積嚴重，並呈現將細胞圍繞的環形，在皮膚暗沉或易長斑的人身上經常發現。此時，要留意是否有肝功能異常以及水腫的現象。在美容方面，應先改善微循環再進行美白或除斑，否則事倍功半。

微循環檢驗具有安全、簡易、便利、直觀、易於判斷的優點，在家裡就可以為自己及家人持續追蹤微循環變化。微循環能幫助我們直觀地判斷血氣循環的好壞，以及氣血保健後的變化，非常值得推廣及採用。

在研究微循環檢驗的過程中，劉育英教授《微循環圖譜》一書給了我們許多幫助，在此註明並致謝。

註解：

1. 梁云，〈高血壓患者血液流變與甲壁微循環改變的臨床分析〉，《中華醫學研究雜誌》，2008年。

2. 郭曉玲等，〈糖尿病視網膜病變甲壁微循環改變的臨床研究〉，《中華醫學研究雜誌》，2006年。

3. 于曉波等，〈微循環檢測16例支架術後患者的臨床分析〉，《中華醫藥雜誌》，2007年。

後記：缺氧疾病，優氧療癒

缺氧使細胞能量不足而無法維持正常的膜電位，造成滲透壓異常，引起細胞發炎、水腫、酸化，嚴重時會凋亡或壞死。微循環障礙是缺氧的常見因素，緩滯的循環除了導致缺氧，還使細胞殘骸、代謝廢物及淤積的血水無法排除，造成中醫的「溼症」，使人易倦、易病，難治、難癒。三高、代謝症候、血栓、癌症、憂鬱、失智等慢性病的成因雖多，但都與「缺氧」有密切關連，故藉由「優化患者的氧氣循環」，可予改善。此「優氧」的新觀念將為這些疾病的預防、治療帶來重大突破。

自三年多前完成《氧生：21世紀最有效的防癌新革命》一書後，我便一直有個心願，就是實現癌症的優氧醫療，如今在許多案例的支持下更確定可以幫助患者，且不限於癌症。此刻坐於辦公桌前，突然發現從最初至今已然六年，在這段艱難的路上，曾失去、曾獨行，但也有新同志加入，在此一併向過往今來的你們及家人、朋友致上最誠摯的謝意。

這幾年有件事比較困擾，就是許多人誤會我是醫師，每當澄清自己大學念的是電機，研究所是科技法律時，人們總是特別驚訝。其實我進入生技領域已經快十二年了，在這自學的年代，只要懂英文，各種知識在網路上觸手可得。為了這兩本書，我在五年間閱讀超過一千篇專業論文，及數本相關書籍。說這個不是想要炫耀或證明什麼，只是想略述其複雜性。防治疾病是個嚴肅課題，在過度簡化和正確性之間，寧可選擇後者，若因此有晦澀不明之處，非常歡迎用E-mail或臉書與我們連繫以做更多說明。另外，批判及交流是研究發展的原動力，也很希望聽到您不同的想法或意見，特別是對本書錯誤或疏漏之處，在此先致歉並誠摯感謝。

我常覺得自己是幸運的人，但也許年紀漸長，開始感受到人生的無常和自身的渺小，雖然依舊勇往直前，想做些改變，卻也不曉得能否走到最後。若有這些文字留著、有各位讀者存在，這心願終有機會被實現，所以也謝謝時報文化以及每一位讀者，還有奧斯帝摩的每位伙伴，你們是希望所在，願我們能保持信念，舉「自由、理想、勇氣」，永「不屈、不移、不淫」。

以及怡靜，*You raise me up, as always, to more than I can be.*

張安之　二〇一五・十二・二十八

CARE系列027

優氧 改善微循環、優化身體氧氣、增強自癒力

作者—張安之、莊一全、曾棋南
主編—邱憶伶
責任編輯—麥可欣
責任企劃—葉蘭芳
美術設計—葉鈺貞、李京蓉
插畫—梁宇珠

總編輯—李采洪
董事長—趙政岷
出版者—時報文化出版企業股份有限公司
一〇八〇一九臺北市和平西路三段二四〇號三樓
發行專線—（〇二）二三〇六—六八四二
讀者服務專線—〇八〇〇—二三一—七〇五・（〇二）二三〇四—七一〇三
讀者服務傳真—（〇二）二三〇四—六八五八
郵撥—一九三四—四七二四 時報文化出版公司
信箱—一〇八九九臺北華江橋郵局第九九信箱

時報悅讀網—www.readingtimes.com.tw
讀者服務信箱—newstudy@readingtimes.com.tw
時報出版愛讀者粉絲團—http://www.facebook.com/readingtimes.2
法律顧問—理律法務事務所 陳長文律師、李念祖律師
印刷—和楹印刷有限公司
初版一刷—二〇一六年三月十一日
初版四刷—二〇二四年五月十五日
定價—三五〇元
（缺頁或破損的書，請寄回更換）

時報文化出版公司成立於一九七五年，
一九九九年股票上櫃公開發行，二〇〇八年脫離中時集團非屬旺中，
以「尊重智慧與創意的文化事業」為信念。

優氧：改善微循環，優化身體氧氣，增強自癒力/張安之、莊一全、曾棋南著. -- 初版. -- 臺北市：時報文化, 2016.03
面；　公分. --(CARE系列；27)
ISBN 978-957-13-6567-1（平裝）
1.健康法 2.循環障礙
411.1　　105002517